TRAITEMENT

DES

KYSTES SYNOVIAUX TENDINEUX

DU POIGNET ET DE LA PAUME DE LA MAIN

PAR LA

MÉTHODE ANTISEPTIQUE

PAR

Alexis MARTIN

DOCTEUR EN MÉDECINE DE LA FACULTÉ DE PARIS

Ancien Interne de l'hôpital Sainte-Eugénie (Faculté libre de Lille)

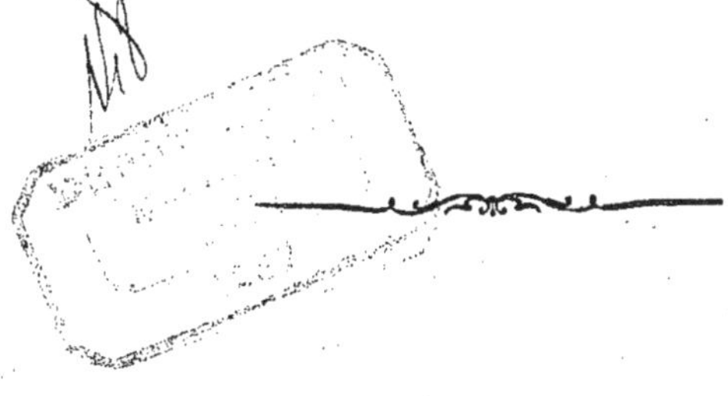

PARIS

ALPHONSE DERENNE

52, boulevard Saint-Michel, 52

1882

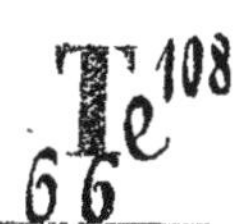

TRAITEMENT

DES

KYSTES SYNOVIAUX TENDINEUX

DU POIGNET ET DE LA PAUME DE LA MAIN

PAR LA

MÉTHODE ANTISEPTIQUE

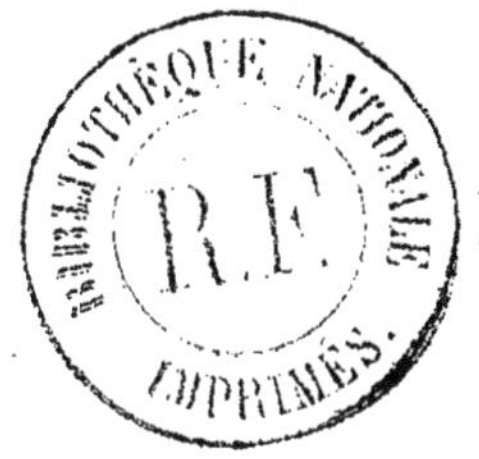

PAR

Alexis MARTIN

DOCTEUR EN MÉDECINE DE LA FACULTÉ DE PARIS

Ancien Interne de l'hôpital Sainte-Eugénie (Faculté libre de Lille)

PARIS

ALPHONSE DERENNE

52, boulevard Saint-Michel, 52

1882

A MON PÈRE ET A MA MÈRE

Faible témoignage de ma reconnaissance.

A MON FRÈRE ET A MA SŒUR

A M. L'ABBÉ VIMARD

Aumônier de l'Hôpital-Militaire du Gros-Caillou
Chevalier de la Légion d'Honneur

Témoignage de respect et de reconnaissance.

A M. LE Dr LADREIT DE LACHARRIÈRE

Médecin en chef de l'Institution nationale des Sourds-Muets
Officier de la Légion d'Honneur

Témoignage de ma profonde reconnaissance.

A MES AMIS

A MON PREMIER ET EXCELLENT MAITRE

M. LE Dr FAUCON

Professeur de clinique chirurgicale
Chevalier de la Légion d'Honneur

A TOUS MES MAITRES

De la Faculté libre de Médecine de Lille

A MON PRÉSIDENT DE THÈSE

M. LE PROFESSEUR VERNEUIL

TRAITEMENT

DES

KYSTES SYNOVIAUX TENDINEUX

DU POIGNET ET DE LA PAUME DE LA MAIN

PAR LA MÉTHODE ANTISEPTIQUE

INTRODUCTION

Le but de ce travail est de montrer les avantages que peut attendre de l'application de la méthode antiseptique la thérapeutique des kystes synoviaux tendineux du poignet et de la paume de la main.

Cette affection était naguère encore pour les chirurgiens le motif de préoccupations sérieuses. En présence de la gravité des opérations tentées pour la guérir, beaucoup ne conseillaient aux malades que des moyens palliatifs, plutôt que d'intervenir par des procédés trop souvent suivis d'accidents terribles, qui, sans prévenir les récidives, entraînaient la perte des mouvements, les mutilations et la mort.

En considérant les insuccès et les dangers de ces divers procédés d'ailleurs abandonnés, l'incision, le séton, le drainage, etc., et dont le meilleur, la ponction suivie de l'injection iodée, compte assez d'inconvénients pour que

M. Gosselin lui-même, l'ait rejeté (1), il nous a paru utile de rassembler les succès obtenus, grâce à la méthode antiseptique, par des praticiens distingués. Nous donnons pour base à ce modeste travail, onze observations de kystes synoviaux tendineux du poignet et de la paume de la main, traités par cette méthode.

Plusieurs de ces observations nous ont été communiquées par M. le professeur Faucon.

C'est un titre de plus que notre excellent maître s'est acquis à notre reconnaissance ; nous le prions ici de vouloir bien en agréer le respectueux hommage.

1. Gosselin. *Clinique chirurgicale de l'hôpital de la Charité.* Paris, 1876, T. II, P. 589.

I

KYSTES DORSAUX

Nous distinguerons dans les kystes tendineux dont le traitement va nous occuper, deux variétés bien différentes au point de vue clinique, et plus encore au point de vue thérapeutique : ceux de la face dorsale du poignet, et ceux de la face palmaire.

Nous serons bref sur les premiers, nous réservant de nous étendre davantage sur les seconds dont l'importance est beaucoup plus considérable.

Les kystes dorsaux tendineux du poignet, qu'il ne faut pas confondre avec l'affection plus spécialement connue sous le nom de ganglion, et à laquelle M. Gosselin a donné le nom plus anatomique de kyste folliculaire, se développent dans les gaînes tendineuses des extenseurs des doigts, et vraisemblablement aux dépens de ces follicules synoviaux, analogues aux follicules des synoviales articulaires, dont Foucher a démontré l'existence dans les gaînes tendineuses.

Ces kystes, qui rentrent dans la classe des téno-synoviaux de Demarquay, se présentent généralement sous la forme de tumeurs arrondies, siégeant à la face dorsale du poignet, en dessous de l'interligne articulaire radio-carpien, et descendant plus ou moins sur la face dorsale du carpe et du métacarpe. Leur mobilité est variable, comme aussi leur volume qui peut atteindre celui d'un œuf de pigeon et plus. Ils n'adhèrent pas à la peau, mais ils sont, dans certains cas, si adhérents aux tendons extenseurs qu'ils en suivent les mouvements. Ils sont durs, rénitents, et leurs parois lisses, d'épaisseur variable, contiennent un liquide blanchâtre ou jaunâtre, épais, filant, analogue à la synovie, avec ou sans grains riziformes.

Beaucoup de procédés ont été appliqués au traitement de ces kystes d'ailleurs bien moins redoutables que les kystes palmaires. Les principaux sont la compression, l'écrasement, la ponction sous-cutanée avec évacuation du kyste suivie de la compression, l'incision simple ou avec drainage, et la ponction avec injection iodée. Tous, excepté la compression qui est le plus souvent insupportable, donnent des résultats qui font de ces kystes une affection bénigne, et offrent aux chirurgiens de précieuses ressources auxquelles il sera toujours permis d'avoir recours. Pourtant, il faut le reconnaître, ces modes opératoires en laissant persister la paroi du kyste, exposent à la récidive (1). Cette raison seule suffit pour leur préférer une opération radicale, également inoffensive, écartant toute chance de récidive, et facile à pratiquer. C'est l'extirpation antiseptique à l'appui de laquelle nous reproduisons les observations suivantes :

1. *Gazette des hôpitaux*, 1875. N° 13.

Observation I

Kyste synovial tendineux du dos de la main ; extirpation, guérison (Extraite du mémoire de M. le Docteur Faucon, intitulé : *Contribution à l'étude du traitement des kystes synoviaux tendineux de la main et du poignet par la méthode antiseptique*).

Arthur Delevoix, 10 ans 1/2, présente une tumeur de la face dorsale de la main droite, datant de quatre à cinq mois. On ignore comment elle s'est produite.

Cette tumeur, du volume et de la forme d'une grosse amande, siège à quelques centimètres au-dessous du poignet, sur l'axe médian du dos de la main, et est si adhérente aux tendons extenseurs qu'elle suit leurs mouvements. Elle siège exactement au point où les tendons se séparent pour se rendre à leur doigt respectif. Elle est indolente, mobile, sans coloration anormale de la peau et tellement résistante que, sans une ponction exploratrice, il serait difficile d'affirmer qu'elle n'est pas formée par un tissu solide. Elle rend les mouvements des doigts pénibles et parfois douloureux.

Décidé à en opérer l'extirpation, M. Faucon la met à nu, au commencement de mai 1880, par une incision de trois centimètres, et en pratique l'énucléation. En la saisissant alors avec une pince à griffes pour en disséquer le pédicule, on voit sortir par les petits orifices que produisent les dents de la pince, une petite quantité de liquide épais, analogue à de la gelée de pommes.

M. Faucon donne issue au contenu du kyste et, en quelques coups de bistouri, détache des tendons qui restent dénudés les parois peu épaisses de la tumeur.

On lave avec une solution phéniquée au 1/200, la plaie est réunie avec trois fines sutures métalliques et le pansement de Lister est appliqué.

La main est mise en écharpe, et l'enfant continue son genre de vie habituelle.

Au troisième pansement, le sixième jour, on enlève les points de suture. La cicatrisation est parfaite aussi bien que les mouvements des doigts. Il ne s'est produit aucun suintement ni aucune inflammation. La cicatrice est recouverte de collodion riciné, et on recommande aux parents de l'enfant de laisser encore pendant huit jours la main en écharpe.

M. Faucon a revu son petit opéré le 15 novembre ; il reste complètement guéri sans autres traces de l'affection qu'une petite cicatrice linéaire, non adhérente aux tendons.

Ce cas est remarquable par la rapidité de la guérison et l'absence de suppuration.

Observation II

Kyste tendineux synovial du dos de la main. Extirpation. Eczéma phéniqué. Érysipèle tardif. Guérison (Extraite d'une communication de M. le Dr Faucon à la Société de chirurgie :*Bulletin de la Société de chirurgie* du 5 mars 1882, p. 104. Obs. recueillie par M. le Dr Delgrange (de Roubaix).

F. D..., menuisier charpentier à Roubaix, est âgé de 34 ans.

Cet homme, d'une bonne constitution, portait depuis sept ans sur la face dorsale de la main gauche un kyste synovial développé à la suite d'un violent effort. Plusieurs médecins, à diverses reprises, avaient vidé cette tumeur fort gênante en la ponctionnant soit avec le trocart, soit avec le bistouri. Au moment où nous voyons ce kyste, au commencement d'avril, nous constatons que la tumeur est fluctuante. On y perçoit une crépitation confuse. Le kyste semble indemne de toute communication avec l'articulation du poignet ; son grand axe correspond à celui du membre, il a sept centimètres de long sur quatre de large. La tumeur s'étend de la partie inférieure de l'avant-bras au milieu du dos de la main. Depuis ces derniers jours, elle s'est enflammée et s'est sensiblement développée ; les moindres efforts y excitent de vives douleurs. En cet état de choses, je propose au malade une opération pour le débarrasser à jamais de cette affection, qui peut par la suite amener l'impotence du membre. Je le conduis donc chez mon confrère et ami, M. le Dr Faucon. Ce chirurgien, après avoir examiné le kyste, n'hésite pas à en proposer l'extirpation ; F. D..., acceptant, l'opération est fixée au 7 avril.

Ce jour-là, le malade est chloroformisé ; sa nature nerveuse et excitable nous oblige à lui administrer une forte dose de l'agent anesthésique. Aussitôt le sommeil obtenu, la bande d'Esmarch est appliquée et l'opération se fait sans aucune effusion de sang. N'oublions pas de dire qu'aussi bien au cours de l'opération que dans les différents pansements, la méthode de Lister a toujours été suivie dans toute sa rigueur.

Après une incision faite sur toute la longueur de la tumeur, celle-ci est disséquée et isolée. Ouverte, elle donne issue à du liquide jaunâtre assez épais et gluant et à quelques grumeaux d'apparence albumineuse. Comme le soupçonnait d'ailleurs M. Faucon, des franges synoviales très-développées étaient en train de dégénérer en tissu fongueux. Le kyste est excisé jusqu'aux bords du paquet tendineux mis à nu ; le ligament dorsal du carpe, qui formait comme un pont sous lequel glissait la tumeur, est coupé, et les franges à aspect fongoïde, sont excisées avec le plus grand soin. La toilette de la plaie étant faite, la bande d'Esmarch est enlevée ; il se produit un écoulement assez abondant de sang veineux, mais l'hémostase se fait assez facilement au moyen de tampons d'ouate phéniquée. Quatre points de suture métallique sont appliqués, et au fond de la plaie, M. Faucon laisse un petit séton formé de dix crins de cheval phéniqués.

Le jour même le patient qui a été opéré à Lille retourne à Roubaix. Le 8 avril je renouvelle le pansement toujours dans une atmosphère phéniquée.

La plaie est très-belle et permet de compter sur la réunion par première intention. A quelques centimètres en dehors du silk protective, je note pourtant un empâtement œdémateux. Le malade n'a pas de fièvre. Température normale, pouls 80.

Le 9 avril. — Même état général et local, mais l'empâtement signalé la veille s'est développé et atteint le coude. Des vésicules nombreuses se développent et produisent un suintement abondant.

Le 10. — Mon malade est très souffrant ; il accuse une sensation de brûlure à la surface de tout le membre supérieur gauche, mais siégeant surtout à la main. Toutes ces parties en effet sont fort gonflées et recouvertes d'énormes vésicules. Je me trouve en présence d'un eczéma aigu ; de tout le bras, coule une grande quantité de sérosité. La plaie et toute la partie recouverte de protective restent les portions les plus saines du membre. Absence complète de réaction fébrile et intégrité des fonctions digestives. Je fais appliquer des cataplasmes de fécule et fais faire des lotions avec l'eau de sureau.

Le 11. — L'eczéma s'est encore développé, il ne s'arrête qu'au sein gauche. Toujours pas de fièvre.

Le 12. — Tout l'épiderme de la main est soulevé par les vésicules de l'eczéma et en bien des endroits le derme est à nu.

Le 13. — J'enlève les points de suture; la plaie est complètement fermée, les angles seuls par où sortent les drains phéniqués restent ouverts mais ne suppurent pas. L'eczéma rétrocède, à la poitrine et au bras l'empâtement a disparu.

Les 14 et 15. — Diminution de l'eczéma.

Le 16. — Le malade se trouvant très-bien sort en ville. L'hiatus par où sortaient les crins est presque entièrement fermé. J'enlève la moitié du séton, c'est-à-dire cinq crins.

Le malade a un excellent appétit ; un peu de gêne causée par les croûtes épidermiques qui se détachent difficilement.

Le 17. — Rien de particulier. Le malade est dans d'excellentes conditions.

Le 18. — Arrive un accident que nous avions craint au début, mais sur lequel nous ne comptions plus, vu la cicatrisation presque complète obtenue et le bon état de notre malade.

En effet, dès le matin, le pansement avait été renouvelé comme d'habitude et toujours avec les mêmes précautions, pulvérisations phéniquées, etc...

A 10 heures, je suis appelé chez mon malade qui, depuis une heure, souffre horriblement.

Le pansement enlevé, la main est évidemment le siège d'un érysipèle. La plaie n'est plus la même : ses lèvres se sont superficiellement désunies et sont recouvertes sinon encore de pus, au moins d'une sorte de sérosité roussâtre. La main est distendue et l'érysipèle s'étend depuis le milieu de l'avant-bras jusqu'à la naissance des doigts. Le malade a une fièvre intense.

Température 39°,5. Pouls 120. La langue présente tous les caractères de l'embarras gastrique. Le malade a des nausées, un violent mal de tête, et la nuit suivante, il a du délire.

Je lui fais prendre de l'eau de sedlitz, et fais appliquer à différentes reprises sur les limites de l'érysipèle de la pommade de Jobert dans les proportions suivantes :

Axonge.	30 grammes.
Nitrate d'argent.	5 —

Sur la plaie en suppuration des cataplasmes de fécule.

Après trois jours, l'érysipèle prend fin, la suppuration diminue, je réapplique le pansement phéniqué que le malade ne pouvait supporter depuis son érysipèle, et la cicatrisation recommence accompagnée chaque jour d'une légère suppuration.

J'enlève alors les quelques crins restés au fond de la plaie. Le 10 mai, la plaie est tout à fait fermée, et peu à peu, F. D... recouvre l'usage complet de sa main, si nécessaire dans sa pénible profession. »

J'ai revu tout récemment (1er octobre), le malade dont il vient d'être donné l'observation ; les tendons extenseurs ont complètement récupéré leurs fonctions, et la cicatrice cutanée, très-visible, n'est aucunement adhérente aux parties profondes. Le malade a repris sans la moindre gêne l'exercice de son état.

Nous avons tenu à reproduire *in extenso* cette observation, dans laquelle sont signalés un eczéma phéniqué et un érysipèle tardif. Ce sont là de rares conséquences du pansement de Lister, et dont pas un exemple ne s'est offert à notre observation dans le cours des deux années pendant lesquelles nous l'avons vu appliquer. Aussi, bien que l'étude de la pathogénie de ces complications n'entre pas directement dans notre sujet, nous voudrions par quelques considérations disculper de ces accidents le pansement phéniqué. Qu'on nous permette donc de rechercher dans une courte digression leur nature et le moyen de les éviter.

Quand on lève un pansement phéniqué, on est généralement frappé de la coloration pâle des téguments qui avoisinent la plaie. Dans d'autres cas, au contraire, moins fréquents, on voit autour de celle-ci, qui d'ailleurs a bon aspect, une coloration rouge, sans douleur à la peau, coloration qu'on serait même tenté quelquefois de prendre pour une rougeur phlegmoneuse. A quoi tiennent ces différences? C'est dans l'action de l'acide phénique sur la circulation capillaire qu'il faut en chercher la cause.

A dose modérée, l'acide phénique aurait une action astringente se traduisant par la contraction des vaisseaux capillaires, d'où pâleur. A forte dose, au contraire, quand, par exemple, les solutions employées sont trop concentrées, l'acide phénique deviendrait un topique irritant, suffisant pour déterminer, par paralysie vaso-motrice, un afflux sanguin considérable dans les capillaires, d'où hyperémie et rougeur des téguments sur lesquels il est appliqué. Si les conditions de pansement viennent alors à être modifiées, si l'usage de l'agent irritant est interrompu, tout rentrera dans l'ordre. Mais si l'irritation persiste, l'hyperémie augmentant, aboutira à des troubles vaso-moteurs qui pourront se propager à distance, et dont la conséquence sera l'exosmose d'un liquide séreux. Des vésicules remplies de sérosité se formeront, et l'eczéma phéniqué sera constitué. Ou bien, l'hyperémie n'aboutissant pas à l'exosmose séreuse, prendra la forme inflammatoire, et il se produira un érythème cutané douloureux, qui, s'il est étendu, s'accompagnera d'une réaction fébrile. Mais s'agit-il là d'un érysipèle vrai, à marche progressive, à caractère infectieux ? Non ! car ces troubles disparaîtront avec la cessation du pansement. C'est ce qui est arrivé pour les accidents signalés dans l'observation II, accidents que l'analyse des faits nous porte à séparer de l'érysipèle.

Nous voyons que le 17 avril, le malade se trouve dans d'excellentes conditions. Or, l'érysipèle est généralement précédé de fièvre et de troubles digestifs, avant même qu'il se manifeste à la peau ; que le 18, on renouvelle le pansement avec précaution et pulvérisations phéniquées, et que quelques heures après, coïncidence frappante, le malade qui le matin n'avait aucun malaise, souffre horriblement. Le pansement enlevé, la main est distendue, les lèvres de la plaie sont superficiellement désunies et recouvertes d'une sérosité roussâtre. En même temps, on note un érysipèle s'étendant depuis le milieu de l'avant-bras jusqu'à la naissance des doigts ; c'est-à-dire, occupant vraisemblablement toutes les parties recouvertes par la gaze phéniquée. Le malade a 39°,5, 120 pulsations, des troubles gastriques et du délire. Enfin, on fait une application topique sur cet érysipèle qui, malgré sa marche en apparence très-rapide, puisque en deux ou trois heures il avait gagné le milieu de l'avant-bras, ne fait les jours suivants aucun progrès et prend fin après trois jours. On ne note pas de desquamation consécutive.

En présence de ces faits, nous nous demandons si l'hyperémie inflammatoire, mentionnée plus haut, n'en aurait pas imposé dans le cas présent, pour un érysipèle vrai.

L'apparition des accidents inflammatoires immédiatement après le pansement du matin, et leur disparition rapide sans qu'ils aient eu la marche progressive caractéristique de l'érysipèle franc, sont les faits qui plaident en faveur de cette hypothèse. Pourtant, il faut le reconnaître, la réaction fébrile a été jusqu'au délire. Nous n'oserions dire que l'étendue de l'inflammation cutanée est suffisante pour la justifier ; mais on sait que des lésions inflammatoires même légères, telles qu'un phlegmon circonscrit, peuvent se révéler par un état fébrile accompagné de troubles gastriques, et même occasionner du délire chez les sujets irritables.

Quoi qu'il en soit, remarquons qu'il y a loin de l'érysipèle survenu chez le malade dont il s'agit, au véritable érysipèle traumatique, dont la marche est progressive, ne s'arrête qu'après sept et dix jours, et plonge souvent les malades dans un état général grave.

Au reste, ces accidents peuvent être facilement évités. Si dans l'application des pansements, on prend soin de n'user que de solutions phéniquées suffisamment diluées ; si on modère l'action topique de l'acide phénique, en interposant du protective entre les téguments et la gaze phéniquée, on ne retirera du pansement de Lister que ses avantages si précieux, sans voir apparaître, ni l'eczéma phéniqué, ni ces faux érysipèles.

Concluons enfin avec M. Faucon « que ces accidents effrayants au premier abord, ne présentent aucune gravité réelle. » La guérison complète du malade qui fait l'objet de l'observation en est la meilleure preuve.

Observation III (Inédite).

Kyste synovial tendineux de la face dorsale du poignet gauche. Extirpation. Guérison (Communiquée par M. le professeur Faucon).

La nommée Tournemine Marie, 27 ans, fileuse, entre le 6 juillet 1882 à l'hôpital Sainte-Eugénie, salle Saint-Augustin, service de M. le professeur Faucon. Cette femme présente depuis huit mois à la face dorsale du poignet gauche, un kyste qui l'a obligée à suspendre son travail depuis six mois, et qui a été ponctionné il y a deux mois environ. La ponction faite par M. le professeur suppléant V. Faucon, donna issue à une très-petite quantité d'un liquide analogue à de l'huile comme couleur et comme consistance; l'analyse chimique de ce liquide montra qu'il ne renfermait aucun élément huileux. Aujourd'hui le liquide s'est reproduit, les douleurs sont revenues et la malade a de nouveau réclamé les secours de la chirurgie.

La tumeur située immédiatement au-dessous de l'interligne articulaire radio-carpien, occupe le milieu de la face dorsale du poignet et forme une saillie mesurant 4 centimètres dans son diamètre transversal et 3 centimètres dans son diamètre vertical. Elle est molle, fluctuante, douloureuse à la pression, qui ne révèle aucune particularité dans le contenu. Elle suit les mouvements des tendons extenseurs, et ces mouvements causent des douleurs s'irradiant au coude et à l'épaule, et assez intenses pour que la malade ait cessé son travail depuis huit jours.

Le 8 juillet, M. Faucon pratique l'opération suivante : la malade étant chloroformisée, une incision intéressant la peau est faite sur la umeur qu'elle déborde de 1 centimètre en haut et en bas; l'aponévrose est incisée et l'on tombe sur la poche kystique qui s'arrête en haut juste au niveau du bord inférieur très-distinct du ligament annulaire dorsal du carpe. On la dissèque avec soin et on en excise avec des ciseaux toute la paroi, jusqu'aux bords des tendons. Le liquide qui s'écoule est séreux et épais, mais n'a plus la couleur de l'huile. Quatre tendons extenseurs sont à nu au fond de la plaie. On fait ensuite l'hémostase et, après avoir placé un drain composé de fils de catgut, on réunit la plaie par trois points de suture. On fait le pansement de Lister dont la méthode a été rigoureusement suivie pendant l'opération. La main est appliquée sur une attelle.

9 juillet. — Renouvellement du pansement. Un peu de sérosité sanguinolente. La plaie a bel aspect. Quelques légères douleurs dans le poignet. Pas de réaction fébrile.

10 juillet. — Pas de pansement.

11 juillet. La plaie semble se réunir. Pas de tuméfaction. Pas de réaction fébrile. Les douleurs du poignet ont disparu.

13 juillet. — La malade se plaint de vives douleurs à la face dorsale de la main, au coude et à l'épaule. Pourtant la plaie a très-bel aspect et se réunit par première intention. En pressant sur la partie inférieure de l'incision, on fait sortir deux gouttelettes de pus. La face dorsale de la main est un peu tuméfiée, mais elle n'est pas douloureuse à la pression.

15 juillet. — La plaie est réunie. On enlève les sutures que par précaution on remplace par une petite bandelette d'ouate maintenue avec du collodion sur les côtés. Les extrémités des fils de catgut sont séparées de la partie moyenne enfermée dans la plaie, et qui a été résorbée. L'état général de la malade est excellent.

17 juillet. — La réunion est parfaite. Encore un peu d'œdème inflammatoire à la face dorsale de la main. On fait faire de légers mouvements aux doigts ; au niveau de la cicatrice, la peau paraît entraînée dans les mouvements de flexion et d'extension des doigts, qui ne sont pas douloureux.

A en juger d'après les observations précédentes, l'extirpation des kystes dorsaux du poignet est donc une opération, qui, à l'aide de la méthode antiseptique, peut être pratiquée sans danger pour les malades, et prévient toute chance de récidive. C'est cette intervention que nous choisirions de préférence en présence d'un kyste synovial tendineux de la face dorsale du poignet.

Dans une lettre que nous avions dernièrement l'honneur de recevoir, M. Daniel-Mollière de Lyon nous signale aussi les bons résultats qu'il a obtenus par ce procédé.

II

KYSTES PALMAIRES

La seconde variété de kystes dont le traitement constituera la partie principale de ce travail, mérite un intérêt particulier.

Les formes anatomiques sous lesquelles ils se présentent, les entraves qu'ils apportent aux fonctions si nécessaires de la main et des doigts, des difficultés de guérison telles qu'elles font le désespoir des chirurgiens, les conséquences graves des opérations, soit palliatives, soit curatives, tout donne à ces kystes une importance capitale.

Nous n'insisterons pas sur la description de ces tumeurs en bissac dont le diagnostic est aisé, et sur lesquelles on pourra trouver ailleurs des travaux complets. Qu'il nous suffise de rappeler qu'elles ont leur siège dans les grandes gaînes synoviales carpo-phalangiennes interne et externe, servant aux glissements des tendons fléchisseurs des doigts et du pouce, et que la gravité de leur pronostic découle surtout de la nécessité où l'on se trouve, pour les guérir, d'ouvrir ces cavités. Leur contenu est séreux ou visqueux, avec ou sans grains riziformes.

L'étude de la pathogénie et de la structure de ces concrétions ne rentre pas dans le cadre de ce travail. Signalons seulement la description histologique donnée par M. le

Dr Chandelux, de Lyon (*Gazette des Hôpitaux* 1879, n° 44 p. 348).

Disons aussi qu'avant de tenter une opération sur ces kystes, il est important de déterminer leur nature : car les grains riziformes ne s'éliminent souvent qu'avec difficulté ; leur présence implique une durée plus ancienne de l'affection et coïncide généralement avec des parois épaisses : conditions suffisantes pour aggraver le pronostic des opérations.

La thérapeutique des kystes synoviaux palmaires compte beaucoup de procédés. Mentionnons pour ne rappeler que les principaux, l'incision, la ponction simple, le séton, la ponction et l'injection iodée.

Cette multiplicité est déjà un signe d'impuissance qui devient plus évident encore si l'on considère que ces moyens, ou restent sans résultats, ou n'amènent la guérison qu'au risque de trop nombreuses complications. Il suffit pour s'en convaincre, d'ouvrir le remarquable travail de Michon (1851), la thèse de Fayolle (1874) ; on y verra des exemples frappants de récidives, de suppurations profondes, de trajets fistuleux persistants, de mouvements perdus, et même des cas de mort. De sorte qu'il faut bien le reconnaître, avant que la méthode antiseptique ne soit venue modifier si heureusement les anciennes pratiques, les chirurgiens se trouvaient dans cette alternative, ou d'abandonner à eux-mêmes les kystes synoviaux, ou d'intervenir par des procédés quelquefois efficaces, mais trop souvent infidèles et nuisibles. C'est là ce qui explique cette sorte d'abdication de la chirurgie qui existait encore il y a dix ans à peine, en présence des kystes synoviaux du poignet. Actuellement il n'en est plus de même, et l'on peut dire avec M. Verneuil que « en ce qui concerne la thérapeutique de cette affection, la partie est définitivement gagnée. »

C'est ce que nous essayerons de justifier par les observations qui vont suivre. Mais parlons d'abord des procédés opératoires qui pourront guider le chirurgien dans son intervention.

Ces procédés sont l'incision avec drainage de la plaie, l'extirpation et le drainage antiseptique de Lister au moyen des crins de cheval.

Nous ne pouvons mieux faire que de citer ici les paroles par lesquelles Lister lui-même indique la méthode à suivre pour faire le drainage antiseptique.

« Dans un cas de kyste en bissac (1) », j'ai ouvert la tumeur au-
« dessus du poignet et dans la paume de la main, j'ai fait sortir
« les corpuscules libres et placé un drain, le tout suivant les précep-
« tes de la méthode antiseptique. Voici d'une manière plus précise,
« le procédé que je considère comme le meilleur. Il faut premièrement
« ouvrir la bourse au-dessus du poignet ; si la gaîne du fléchisseur
« profond est seule affectée, il faut écarter les tendons du fléchisseur
« sublime pour arriver jusqu'à elle. Aussitôt que l'ouverture est
« faite, introduire un stylet boutonné et aiguille solide et un peu re-
« courbé, conduire ce stylet sous le ligament annulaire et le pousser à
« travers l'aponévrose palmaire de manière que son extrémité
« devienne sous-cutanée. Il faut ensuite inciser la peau sur le bout
« du stylet, introduire une pince à pansement par cette incision
« jusque sous l'aponévrose, et élargir l'ouverture de celle-ci en écar-

1. *Extrait du journal des Sciences médicales de Louvain.* Avril 1880.

« tant de force les mors de la pince. On évite ainsi de blesser l'ar-
« cade palmaire. Laissant toujours le stylet en place, on fait sortir
« les grains riziformes par les deux plaies. Enfin on prend une mèche
« de crins de cheval préalablement purifiée par un séjour dans la solu
« tion d'acide phénique, et on l'introduit en retirant le stylet de
« manière qu'une de ses extrémités sorte par la plaie de la main
« et l'autre par la plaie du poignet. On pratique le pansement avec
« la gaze antiseptique et on fait reposer le membre sur une attelle.
« Plus tard lorsque l'écoulement diminue, on diminue aussi l'épais-
« seur du drain en tirant de temps en temps quelques crins, mais
« on ne doit enlever les derniers crins qu'après la cessation de tout
« écoulement séreux. Le procédé qui consiste à ouvrir seulement une
« des portions de la bourse synoviale ne me paraît pas recommandable
« parce qu'il n'offre qu'une issue insuffisante aux corpuscules. Le
« drain en crins de cheval est de loin préférable au drain ordinaire
« en caoutchouc qui pourrait se laisser comprimer et ne remplirait
« pas son but.

« J'ai à peine besoin d'ajouter combien il est important que toutes
« les parties de l'opération soient exécutées d'après les règles de la
« méthode antiseptique. »

Tels sont les préceptes suivant lesquels Lister conseille de faire le drainage antiseptique.

Au lieu de se servir, pour le pansement, des pièces de Lister, on peut, comme l'a fait M. Verneuil, employer le thymol. C'est un agent dont le pouvoir antiseptique serait plus considérable encore que celui de l'acide phénique, et qui présente l'avantage de ne pas avoir l'odeur désagréable de ce dernier. Par contre, il est peu soluble dans l'eau et très-caustique. Cette dernière propriété ne doit pas être ignorée du chirurgien, qui prendra toujours soin de n'employer que des solutions suffisamment diluées, pour éviter toute action irritante sur la peau. Car, vraisemblablement la concentration des solutions phéniquées n'est pas sans influence sur le développement des accidents, tels que l'eczéma phéniqué signalé plus haut.

La technique du pansement au thymol ressemble à celle du pansement de Lister. L'on se sert de la gaze thymolée seulement, ou comme M. Verneuil, on lui ajoute un appareil ouaté qu'on renouvelle alors rarement. On trouvera d'ailleurs dans l'observation IV, tirée de la thèse de M. le Dr Godemel 1878, toutes les conditions qui doivent présider à l'application du pansement à l'acide thymique. Cette même observation prouve aussi que le drain en caoutchouc peut sans inconvénients remplacer le drain de crins de cheval. Enfin M. Faucon a substitué à ce dernier, le drain formé de fils de catgut, dont la tolérance par les plaies n'est plus à démontrer. C'est à l'expérience à justifier ce nouveau mode de drainage.

Pour nous, après avoir examiné les raisons qui ont pu faire remplacer le drain en caoutchouc par le drain en crins de cheval, nous n'hésitons pas à donner la préférence au premier.

Le drain en crins de cheval, dit Lister, est de loin préférable au drain ordinaire qui pourrait se laisser comprimer et ne remplirait pas son but. C'est là une objection qui tombe d'elle-même. Si l'on redoute de voir le tube en caoutchouc comprimé à l'un des orifices de la plaie, il suffira d'élargir cet orifice par un léger débridement. Si c'est à la partie rétrécie du canal radio-carpien qu'on attribue la compression, il est bien facile d'y remédier en plaçant deux tubes, l'un dans la plaie de l'avant-bras et l'autre à la paume de la main. Ajoutons que le drain en crins de cheval nous paraît ne favoriser que médiocrement l'écoulement des liquides. Ceux-ci, dira-t-on, s'échappent en fusant par capillarité entre les fils qui composent le drain ! Mais qu'on examine une de ces mèches au sortir d'une plaie : elle apparaîtra sous forme d'un agrégat cylindrique dont le centre est occupé par les crins, et dont la périphérie est formée par une couche de pus plus ou moins concret, mais suffisante pour isoler les crins des liquides ambiants. C'est la notion de ce dernier fait qui nous expliquera le phlegmon profond de l'avant-bras survenu chez la malade de l'observation II. De plus, ces crins, au contact des liquides, peuvent se ramollir, se briser, et rester dans la plaie où ils jouent plus tard le rôle de corps étrangers. La fistule qui s'est produite chez la malade de l'observation VI n'a pas d'autre cause. Dira-t-on enfin que par le drain en crins de cheval, on cherche à obtenir une irritation suffisante pour modifier les parois du kyste sans déterminer la suppuration ? Nous répondrons, en citant à l'appui les observations VIII et IX, que ce même effet est obtenu avec le drain en caoutchouc.

Il n'y a donc pas lieu de remplacer ce dernier, qui met à l'abri du séjour intempestif des corps étrangers dans les plaies, et qui offre aux liquides de vastes orifices de sortie, condition capitale, quel que soit le pansement, pour la réussite des opérations.

Ce sont là, si on le veut, des vues très-minutieuses ; mais il faut bien savoir que le succès des opérations dépend souvent de l'habileté avec laquelle le chirurgien sait remplir les indications fournies par les moindres détails.

Les brillants résultats obtenus aujourd'hui avec le pansement de Lister sont dus, à n'en plus douter, à la double action de l'acide phénique, comme antiseptique, et comme modérateur de l'inflammation locale, par son action sur la circulation capillaire ; mais, nous en sommes convaincu, les mille soins que l'application des pansements antiseptiques impose aux chirurgiens, cette connaissance parfaite de toutes les anfractuosités des plaies, nécessaire pour établir des compressions bien ordonnées qui empêchent la rétention des liquides, ont une large part dans les succès obtenus par le pansement de Lister.

Nous ne décrirons pas ici le manuel opératoire de l'incision et de l'extirpation qui ne diffère des anciens procédés que par l'adjonction des précautions antiseptiques, telles que le spray phéniqué et l'injection d'eau phéniquée forte pour faire le lavage du kyste. Disons seulement, qu'après l'incision, une sage pratique sera d'introduire le doigt ou tout autre instrument dans la cavité du kyste, pour en râcler les parois, et détacher les grains riziformes adhérents. C'est le conseil que donne M. Blum dans son *Ouvrage de Chirurgie de la Main* (Paris, 1882). Cette manœuvre a le double avantage de hâter l'élimination de ces concrétions, et de produire une sorte d'avivement des parois du kyste favorable à la guérison. Disons encore que l'extirpation est une opération difficile à cause des dispositions anatomiques de la région. Toutefois elle est possible quand il s'agit de n'enlever qu'un kyste du poignet, mais nous n'avons jusqu'ici connaissance d'aucun fait autorisant à ouvrir le canal radio-carpien, et à faire l'extirpation du kyste jusque dans la paume de la main. D'ailleurs le drainage ou l'incision suffiset le plus souvent pour amener la guérison; les observations suivantes nous paraissent en donner la preuve.

Observation IV

Kyste synovial du poignet. Incision simple, pansements ouatés rares à l'acide thymique. Cicatrisation sans accidents. Ext. de la thèse de M. le Dr Godemel, Paris, 1878).

X..., 38 ans, garçon boucher, arthritique, constitution forte; entré à l'hôpital de la Pitié le 17 mars 1878, salle Saint-Louis, n° 45.

Dans le passé pathologique du malade, nous trouvons une variole légère dans son enfance; à 20 ans une blennorrhagie; à 26 ans un chancre mou avec bubons suppurés dans l'aine, jamais de fièvres intermittentes.

État actuel. — Homme d'une taille moyenne, fort, robuste et bien musclé. Il est d'une bonne santé; mais de temps à autre il a la migraine. Il se plaint d'avoir la respiration un peu courte au point d'en être gêné dans son travail assez pénible de garçon boucher. L'auscultation des poumons et du cœur ne révèle rien de particulier. Chaque printemps il est incommodé par diverses éruptions d'aphtes dans la bouche; il en a eu une fois durant son séjour à l'hôpital. Vers la fin de janvier, il y a 3 ans, il éprouva une certaine gêne dans le poignet gauche en travaillant et il vit à la partie inférieure de l'avant-bras gauche une grosseur du volume d'une grosse noisette. A la gêne s'ajoutèrent bientôt des douleurs qui se faisaient sentir surtout le soir et la nuit, parfois même assez fortes pour empêcher le sommeil. En outre, il éprouvait dans les deux derniers doigts de la main des fourmillements fréquents. Le volume de la tumeur, au dire du malade, changea peu la première année, mais dans ces deux dernières années, il a notablement et assez rapidement augmenté.

Aujourd'hui voici ce que l'on constate : une grosseur du volume d'un œuf de poule est située à la partie antérieure, inférieure de l'avant-bras, elle est en dehors de l'axe médian du membre. Plus saillante dans l'extension de la main sur l'avant-bras, elle est moins apparente quand la main est fléchie. De 3 à 4 centimètres de largeur, elle offre 5 ou 6 centimètres de longueur, son extrémité inférieure répondant au ligament annulaire antérieur. Sa face antérieure formant une saillie régulière est comme bridée par le tendon du long fléchisseur propre du pouce qui la croise dans toute sa longueur. Son bord interne passe un peu au-dessous du tendon du grand palmaire, qu'elle soulève également. Son bord externe recouvre un peu l'artère radiale que l'on sent battre au-dessous.

Pas de changement de couleur de la peau qui est parfaitement mobile à la surface de la tumeur. Pas d'augmentation de la température locale appréciable à la main. Par la palpation on constate que la face antérieure de la tumeur ne présente aucune adhérence aux tissus qui la recouvrent, mais elle semble fixée aux parties profondes par sa face postérieure. Elle offre à la pression une résistance élastique. En comprimant méthodiquement toute la tumeur, on réussit à la faire disparaître en partie, mais en même temps une saillie du volume d'une petite noix se montre dans la partie supérieure de la paume de la main. Une pression exercée sur cette petite tumeur chasse son contenu dans celle de l'avant-bras qui grossit de nouveau. Dans ces pressions alternatives on s'assure que le contenu de la tumeur est liquide car on a la sensation particulière de la fluctuation, et que de plus elle renferme nageant dans le liquide de petits corps solides (grains riziformes) qui se pressent les uns contre les autres pour passer sous le ligament annulaire et aller de la poche brachiale dans la poche palmaire et produisent une sorte de crépitation spéciale.

Il s'agit bien là d'un kyste synovial en bissac du poignet.

Les mouvements de la main s'exécutent normalement, ceux des doigts, surtout des deux derniers, sont un peu gênés ; dans les deux derniers quelques fourmillements. Toute la main, tous les doigts sont sensibles à la douleur, à la pression et à la température. L'urine ne renferme ni albumine, ni sucre.

20 mars. — Temp. avant l'opération. Matin : » Soir 36°,8.
21 — — — 36°,6 — 37°.

22. *Opération*. — Le malade est chloroformé. M. Verneuil par une incision de quatre centimètres environ, faite au bistouri le long du tendon du grand palmaire, ouvre le kyste. Aussitôt il s'échappe spontanément une petite quantité de liquide légèrement filant, incolore et une grande quantité de grains riziformes. De légères pressions exercées à la surface du kyste achèvent de le vider. Une forte sonde cannelée est alors introduite dans la poche, et conduite sous le ligament annulaire, de telle sorte que son extrémité introduite dans la poche kystique palmaire, soulève en un point la peau de la paume de la main. Guidé par cette saillie, M. Verneuil pratique au bistouri une petite boutonnière à la peau de la main. Un drain en caoutchouc de la grosseur d'une forte plume d'oie est passé par les deux ouvertures et les extrémités réunies sont fixées sur le bord de la main. Il s'écoula à peine deux gouttes de sang.

M. Verneuil a opéré au milieu d'une atmosphère chargée de vapeurs de thymol que plusieurs aides n'ont cessé de pulvériser durant toute l'opération. L'opérateur et tous les aides avaient préalablement lavé avec soin leurs mains dans la solution d'acide thymique. Les instruments, les éponges, le drain, tous les objets qui ont servi à l'opération étaient plongés depuis plusieurs heures dans le thymol.

Aussitôt l'opération terminée, la plaie a été couverte de tarlatane thymolée et tout le membre malade a été mis dans un appareil ouaté, appliqué avec tous les soins désirables. Temp. matin : 36°,8 ; après l'opération : 37°, soir 37°,9.

Après l'opération le malade n'a pas eu envie de vomir, au contraire à peine rapporté dans la salle il avait faim et a mangé un peu de pain. Le soir un peu d'agitation. La nuit l'agitation augmente, un peu de fièvre ; quelques douleurs légères dans la plaie. Très-peu de sommeil.

23. — Fièvre, langue humide, légèrement blanchâtre. Céphalalgie, douleurs légères dans la plaie. Le membre est soutenu dans un appareil hyponarthécique en toile, où, du reste, il est resté jusqu'à

complète guérison. L'urine examinée ne présente rien de particulier. Temp. matin, 38°,2, midi, 38°, soir, 37°,8.

24. — Nuit plus calme, sommeil meilleur, moins de douleur dans la plaie, n'a plus de fièvre, ni de céphalalgie. Langue bonne, a mangé hier un poisson avec plaisir et se sent bon appétit aujourd'hui. Temp. matin, 37°, midi, 37°,1, soir. 37°,2.

25. — A peu mangé hier. Nuit bonne, se trouve bien ce matin. Légère douleur au coude qui s'appuie sur le bord de l'appareil hyponarthécique. Temp. matin, 36°,7, soir 36°,8.

26. — Va bien, ne souffre pas.

	Temp. matin.	36°,5	Soir.	37°
27.	—	36°,2	—	37°,1
28.	—	36°,4	—	36°,8
29.	—	36°,5	—	36°,6
30.	—	36°,3	—	36°,6
31.	—	36°,2	—	37°
1er avril.	—	36°,2	—	36°,9
2.	—	36°,4	—	36°,6
3.	—	36°	—	36°,9
4.	—	36°	—	36°,6

5. — On enlève le premier pansement, qui, placé depuis l'opération, n'a jamais exhalé aucune odeur. En enlevant la ouate, on est étonné de ne sentir aucune mauvaise odeur. Au niveau de la plaie on trouve deux cuillerées à bouche environ d'un pus très-épais, jaune verdâtre, qui ne répand aucune odeur. Les deux plaies se sont beaucoup rétrécies, le tube à drainage est serré par les bourgeons charnus qui se pressent autour de lui et on est obligé de pratiquer une traction assez forte pour l'enlever. Les bourgeons charnus sont petits, roses, un peu mollasses. On ne replace pas un nouveau drain. Pansement avec la tarlatane thymolée et appareil ouaté.

Le changement de pansement s'est fait au milieu de la vapeur de thymol.

	Temp. matin.	36°	Soir.	36°,3
6.	—	36°	—	36°,4
7.	—	36°,1	—	36°,4
8.	—	36°,6	—	36°,7
9.	—	36°,2	—	36,°9
10.	—	36°	—	37°,3
11.	—	36°,8	—	37°,4
12.	—	36°	—	37°,2
13.	—	37°,1	—	37°,5
14.	—	36°,6	—	37°,4
15.	—	36°,7	—	37°,2
16.	—	36°,7	—	37°,3
17.	—	36°,8	—	37°,2
18.	—	36°,8	—	37°,1
19.	—	36°,5	—	37°

20. — Second pansement, aucune odeur, quelques gouttes d'un pus épais, comme la première fois, couvrent la tarlatane. La plaie de la paume de la main est presque fermée, celle de l'avant-bras est large comme une pièce de 1 franc. A partir de ce moment, pansement tous les jours au thymol. On touche de temps en temps les bourgeons charnus avec le nitrate d'argent.

	Temp. matin.	37°,2	Soir.	37°,3
21.	—	37°,3	—	37°,5
22.	—	36°,8	—	37°
24.	—	36°,4	—	37°,1

2 mai. — Plaie de la paume de la main cicatrisée, l'autre, très-rétrécie, est recouverte de bourgeons charnus, petits, roses et mous.

14 mai. — La plaie de l'avant-bras est complètement cicatrisée, elle est recouverte, ainsi que celle de la paume de la main, d'une légère croûte grisâtre. A son niveau, les vestiges du kyste forment encore une tumeur assez notable, mollasse, sans fluctuation. Par suite de l'immobilité, longtemps prolongée, le malade éprouve une assez grande gêne à mouvoir les doigts.

Quelque temps après sa sortie de l'hôpital, le malade est revenu à la consultation et nous avons pu remarquer que les mouvements étaient parfaitement revenus, et qu'il pouvait aisément se servir de sa main.

Par les suites bénignes de l'opération, par la rapidité de la guérison et le retour complet des mouvements, cette observation est un témoignage probant en faveur de la méthode antiseptique appliquée au traitement des kystes synoviaux du poignet. M. Verneuil a obtenu un succès aussi complet dans deux autres cas de ce genre (1). Il s'agit cependant ici d'un kyste à grains riziformes toujours plus grave que le kyste à contenu séreux. Nous tenons à noter que l'écoulement du pus avait été assuré avec un tube de Chassaignac, et qu'il s'est fait avec la plus grande facilité, ainsi que l'a révélé l'examen des pièces de pansement. Nous ferons remarquer aussi, que pendant toute la durée du traitement, la température du malade est restée normale.

La grande conclusion à tirer d'ailleurs de cette observation, comme des autres qui sont rapportées dans ce travail, c'est que les opérations pratiquées sur les kystes synoviaux tendineux du poignet et de la paume de la main, à l'abri de la méthode antiseptique, sont inoffensives.

Dès à présent, nous dirons que, grâce à cette méthode, toute opération peut être tentée pour la guérison de ces kystes, sans faire courir de risques sérieux aux malades.

Les observations suivantes, de même que les précédentes, justifient cette affirmation.

1. *Bulletin de la Société de chirurgie* du 5 novembre 1881, p. 750.

Observation V

Kyste hordéiforme de la main et du poignet; drainage antiseptique par les crins de cheval; synovite suppurée; guérison. (Ext. du mémoire de M. le professeur Faucon, cité plus haut).

Cette observation et l'observation VII ont été recueillies par notre excellent ami L. Brunet, interne, dont la collaboration à ce travail nous a été si utile.

Qu'il veuille bien agréer l'expression de notre vive reconnaissance.

La nommée Carmin Justine, 50 ans, blanchisseuse, entre à l'hôpital, le 29 avril.

Cette femme, bien que d'une constitution chétive et souffreteuse, affirme n'avoir eu aucune maladie antérieure; elle dit *s'être donné* il y a un an, en tordant du linge qu'elle lessivait, un effort dans le poignet droit; il se produisit, sur le moment, une assez vive douleur, qui se calma bientôt pour être remplacée par une simple gêne des mouvements du poignet et des doigts. Cette gêne, peu considérable d'ailleurs, dura pendant six mois environ, sans que la malade s'en préoccupât sérieusement, puisqu'elle ne l'empêchait pas de continuer son travail.

Au bout de six mois apparut sur la face antérieure de l'avant-bras, immédiatement au-dessus du poignet et plus en dedans qu'en dehors, une première tumeur, indolore par elle-même, mais gênant de plus en plus les mouvements. Cette tumeur alla se développant lentement.

Il y a trois mois, une deuxième tumeur apparut à la partie supérieure de la paume de la main; et alors la malade consulta un médecin, qui prescrivit l'application d'une pommade et le repos du membre. La malade ne suivit pas ce traitement et continua à travailler autant qu'elle le put.

Il y a trois semaines, la gène des mouvements augmenta considérablement et se compliqua de douleurs; à partir de ce moment les deux tumeurs se développèrent plus rapidement, les douleurs et la gêne des mouvements devinrent bientôt telles que la malade, obligée de suspendre tout travail, se décida à entrer à l'hôpital.

Au moment de son entrée, voici ce que nous constatons : à la face antérieure de l'avant-bras, immédiatement au-dessus du poignet, plus en dedans qu'en dehors, on trouve une tumeur globuleuse, un peu allongée selon l'axe du membre, bien circonscrite en bas et se perdant avec les tissus voisins en haut et en dehors ; à son niveau pas de changement de coloration de la peau ; cette tumeur est mollasse et d'une fluctuation obscure ; elle paraît implantée sur l'avant-bras, par une surface mesurant six centimètres de longueur sur quatre de largeur.

A la partie supérieure de la paume de la main, entre les deux éminences thénar et hypothénar existe une deuxième tumeur ; en hauteur, elle a approximativement le volume d'une noix. Moins molle que la première, elle est pourtant, comme elle, légèrement fluctuante. La peau à son niveau est un peu rouge. Lorsque le bras est au repos, ces deux tumeurs sont presque indolores ; elles sont, au contraire, le siège de douleurs lorsque la malade imprime des mouvements soit au poignet, soit aux doigts. La palpation provoque également de la douleur ; elle révèle, dans les deux tumeurs, mais surtout dans celle de la paume de la main, la crépitation de chaînon de Dupuytren. D'une tumeur à l'autre, on constate une fluctuation évidente. En pressant sur la tumeur inférieure, on en fait refluer le contenu dans la supérieure. Les mouvements d'extension des doigts se font complètement ; ils sont pourtant gênés ; quant aux mouvements de flexion, ils ne se font que dans leur première moitié. Le pouce paraît se mouvoir plus facilement que les autres doigts. Il y a une différence de trois centimètres entre la circonférence des deux avant-bras, au niveau du kyste.

La malade étant chloroformée, M. Faucon procède à l'opération suivante : sur la partie médiane de la tumeur de l'avant-bras, incision longitudinale de trois centimètres environ, division couche par couche des tissus, jusqu'aux parois du kyste qui est ouvert ; ces parois sont remarquablement épaisses et recouvertes d'une substance grisâtre à petites saillies verruqueuses fortement adhérentes. Une sonde cannelée, légèrement recourbée, est introduite dans le kyste et poussée sous le ligament annulaire du carpe; elle vient faire saillie dans la paume de la main, à la partie inférieure de la tumeur. M. Faucon prend soin de pousser le bout de la sonde le plus près possible de la surface de la peau et, après avoir constaté qu'il est au moins à un centimètre au-dessus du sommet de l'arcade superficielle, il pratique une incision d'un demi-centimètre qu'il dilate avec le mors d'une pince hémostatique. La pression du kyste fait sortir par les deux ouvertures un certain nombre de grains riziformes, mais très peu de liquide. La tumeur de la paume de la main s'affaisse notablement après cette expression; celle de l'avant-bras ne paraît pas diminuer de volume.

Cela fait, on passe dans le kyste un drain, composé de trente à quarante crins de cheval, bien dégraissés et ayant séjourné quarante-huit heures dans une solution concentrée d'acide phénique; on noue en dehors les deux extrémités du drain pour l'empêcher de sortir du trajet.

L'opération se fait sous le spray et sans hémorrhagie. On applique le pansement de Lister sur la main et tout l'avant-bras.

Le membre est ensuite appliqué sur une attelle et maintenu dans une position relevée. Du 8 au 14, l'état général et local fut très satisfaisant; pas de rougeur ni d'empâtement; bon appétit et bon sommeil; température oscillant entre 37°,2 et 38°,2; pouls de 80 à 84 pulsations. On pansait quotidiennement la plaie qui, les deux premiers jours, avait donné en assez grande abondance un suintement séreux, un peu rouge. Une légère pression faisait sortir tous les matins par la plaie inférieure une sorte de détritus grisâtre, au milieu duquel on trouva, le 11, un grain riziforme. En même temps, la tumeur de l'avant-bras devenait de plus en plus molle.

A dater du 14, il y eut un mouvement fébrile un peu plus prononcé, la température s'élevait le soir à 38°,6; 38°,7, 38°,8 même. Puis il sortit des matières grisâtres, granuleuses par la plaie de la main; examinées au microscope, au lit du malade, nous y avons trouvé des globules de pus et de sang. En se ramollissant, le kyste diminuait peu à peu.

La malade ne souffrait pas, semblait ne pas s'apercevoir de la réaction fébrile et continuait à manger comme d'habitude.

Le 24 mai. — On vit sortir, par la plaie de la main, quelques filaments blanchâtres, qui parurent provenir d'un tendon ou d'un ligament en voie de dissociation.

Les petits mouvements que la malade imprime à ses doigts au moment des pansements sont indolores.

Le 27. — En faisant le pansement du matin, on constate un peu de rétention, au côté externe de la paume de la main, d'une cuillerée à café environ de pus; il n'en existe nulle part ailleurs.

28 mai. — Hier dans l'après-midi, la malade a été prise de fièvre et de frissons; en même temps, elle accuse de la céphalalgie, de la douleur dans la main et l'avant-bras. La température à 5 heures marquait 40°,2, et le pouls était à 120 pulsations.

Ce matin, ces symptômes se sont amendés, mais la malade continue à souffrir de la main.

En enlevant le pansement, on trouve une suppuration plus abondante que précédemment. La main est tuméfiée et il y a en dessous de l'éminence thénar une rétention de pus plus considérable que la veille. On enlève la mèche de crins et l'on fait passer, à l'aide du trocart courbe de Chassaignac, un drain de moyen calibre, allant de l'orifice supérieur à la paume de la main. L'orifice de sortie du tube se trouve à la partie moyenne de la ligne verticale qui prolongerait sur la main l'interstice de l'index et du médius. L'eau phéniquée qu'on injecte dans le tube sort facilement par les deux orifices et par celui qui se trouve à la partie supérieure de la paume de la main et qui livrait passage à l'extrémité supérieure de la mèche de crins.

On fait très-complétement le lavage phéniqué du membre qu'on enveloppe d'un pansement de Lister, depuis la partie inférieure du bras.

Traitement. — Vin de quinquina. Bouillon. Potages, un œuf et cinq pilules de quinine.

29 mai. — Hier la fièvre a encore été assez forte. La malade a accusé une sensation de froid dans le dos. La langue pourtant est bonne et les douleurs sont peu considérables.

En enlevant le pansement ce matin, on trouve une suppuration très-abondante. Le pus a une couleur gris noirâtre.

Le membre est tuméfié très-fortement à peu près jusqu'au coude. La peau néanmoins n'est pas rouge. A la paume de la main, il n'y a pas de rétention purulente, mais à l'avant-bras, la pression sur le bord externe fait sortir par l'ouverture supérieure une grande quantité de pus. Un stylet introduit par cette ouverture remonte très-haut dans l'avant-bras. On passe à l'aide du trocart de Chassaignac un tube à drainage qui, pénétrant par l'orifice palmaire du kyste, remonte jusqu'à la partie moyenne de l'avant-bras.

La pression du membre fait sortir par les quatre ouvertures cutanées un pus gris noirâtre.

Injections et lavages phéniqués. Pansement de Lister fait comme il suit : de chaque côté du trajet des drains, on applique des tampons de gaze phéniquée qu'on maintient à l'aide de petites bandes placées circulairement. Par dessus, on met un large morceau de gaze phéniquée, qui enveloppe tout le membre, etc...

Dans la journée, on donne cinq pilules de quinine ; alimentation comme hier.

30 mai. — La malade se trouve mieux ; il n'y a presque plus de pus dans le pansement et l'on ne trouve plus de rétention, si ce n'est à la paume de la main. L'avant-bras est beaucoup moins tuméfié que les jours précédents. La main l'est encore beaucoup.

Lavages et injections phéniquées. Pansement de Lister comme hier. Même traitement. A l'alimentation, on ajoute une côtelette.

31 mai. — La malade va très-bien ; elle n'accuse plus de douleur du côté du poignet ; le pus sort facilement ; il n'y a plus de rétention.

A dater de ce moment, tous les accidents s'amendent, la suppuration diminue, la fièvre tombe ; dès le 18 juin, on ne trouve plus que quelques gouttes de pus dans le pansement et la pression exercée sur le trajet du kyste et des abcès ne fait plus sortir de liquide par les orifices fistuleux.

On constate ce jour-là, au niveau du pli radio-carpien, une fistule à aspect fongueux.

Le 20 juillet. — On trouve au niveau de l'olécrâne une petite eschare superficielle produite par la pression de la palette.

Le 23. — On enlève les deux tubes et on établit une légère compression sur leur trajet, avec de petites compresses de gaze phéniquée.

Le 24. — La cicatrisation est complète.

Le 26, l'opérée demande son exeat. Les mouvements du poignet sont faciles dans toute leur étendue. Le mouvement d'extension des doigts est complet ; mais la flexion est encore bornée et ne peut se faire qu'à demi.

Elle revient à la consultation le 31. Les plaies sont restées cicatrisées ; les mouvements de flexion des doigts restent les mêmes ; quand la malade les produit, la cicatrisation de la paume de la main, résultat de l'opération, se creuse en fossette ; celle de l'avant-bras est adhérente aux fléchisseurs, qui l'entraînent dans leurs mouvements. Néanmoins, elle a repris sa profession de balayeuse des rues et peut aujourd'hui gagner sa vie, ce qui ne lui était plus possible avant l'opération.

Elle a été revue dans le même état satisfaisant, au mois de mars 1881.

Si nous n'envisagions ici que le résultat final de l'intervention, nous nous contenterions d'enregistrer un succès puisque la malade a été considérablement améliorée. Mais, nous plaçant à un autre point de vue, et ayant à relever un phlegmon profond de l'avant-bras, nous dirons que de telles suites sont à redouter dans une opération. Grâce aux contr'ouvertures et au drainage habilement combinés, ce phlegmon n'a pas eu de conséquence fâcheuse ; il aurait pu en être autrement! Cherchons donc à quelles causes nous devons attribuer ces accidents. C'est ce que la comparaison des deux observations précédentes va nous révéler.

Dans les deux cas, il s'agit de kystes à grains riziformes en bissac. Mêmes précautions opératoires suivies de l'immobilisation du membre. Mêmes soins dans les pansements consécutifs. Dans un cas, c'est l'acide thymique et un appareil ouaté rarement renouvelé qui concourent à obtenir l'antisepsie ; dans l'autre, c'est l'acide phénique et le pansement de Lister, renouvelé suivant les règles de son application : peu importe, le principe reste le même.

Pourquoi donc le même succès ne couronne-t-il pas les mêmes efforts? Pourquoi le premier kyste guérit-il sans complication, tandis que le second se comportant de même dans les premiers jours, amène plus tard un phlegmon profond de l'avant-bras? C'est, croyons-nous, dans la différence de drainage qu'il faut chercher la réponse. Dans le premier cas, le pus s'est écoulé facilement par le drain en caoutchouc : aucune complication ne s'est produite. Dans le second, le drain en crins de cheval n'a pas suffi à l'évacuation du pus ; il y a eu rétention et phlegmon consécutif. Et c'est tellement le drainage qu'il faut incriminer, que du 8 au 14, c'est-à-dire avant l'établissement de la suppuration, alors qu'il n'y avait pas de possibilité de rétention du pus, nous voyons le second kyste se comporter comme le premier. De part et d'autre les malades n'ont pas de fièvre. Mais à partir du 14, alors que les éléments néoplasiques qui infiltrent ces parois « remarquablement épaisses » commencent à s'éliminer, on voit apparaître la fièvre, parce que le pus séjourne dans la cavité. En effet, le 27, en faisant le pansement, on constate un peu de rétention au côté externe de la paume de la main. L'après-midi, la malade est prise de frissons, et le lendemain, on trouve une rétention plus considérable que la veille. L'indication est saisie, le drain en crins de cheval est remplacé par le drain en caoutchouc, mais déjà un phlegmon profond de l'avant-bras s'est développé, malgré tous les soins apportés au renouvellement du pansement : tant il est vrai que les pansements, quels qu'ils soient, ne sont que des adjuvants, et que la condition primordiale d'une bonne antisepsie, c'est d'assurer l'écoulement complet des liquides sécrétés par les plaies. C'est cette pensée qu'un chirurgien éminent exprimait naguère par ces paroles : « En faisant mes incisions, je songe à mon pansement. »

Rétention du pus, telle a été dans ce cas la cause du phlegmon de l'avant-bras. Quant à cette rétention, elle est due elle-même à ce que le drain en crins de cheval n'offre pas aux liquides un moyen d'écoulement suffisant, ainsi que nous en avons donné plus haut les raisons. On pourra objecter que chez les malades des observations VI et VII, comme dans beaucoup d'autres cas de guérison, ce mode de drainage a été suffisant, et que, par conséquent, il y a lieu de le conserver. Mais nous répondrons que dans ces cas, il n'y a pas eu d'inflammation suppurative considérable, et que, par suite, la rétention du pus n'était pas possible. Chez la malade de l'observation précédente au contraire, comme M. Faucon le fait remarquer dans son mémoire, même avec le pansement de Lister, la suppuration était inévitable : ce n'est que par suppuration que pouvaient s'éliminer les produits néoplasiques qui infiltraient « ces parois remarquablement épaisses ». Cette suppuration a eu lieu : si un bon drainage avait suffi à l'évacuer, elle n'aurait été suivie d'aucun accident. Mais le drain en crins de cheval n'a pu atteindre ce but, et il s'est produit par rétention du pus, un phlegmon profond de l'avant-bras.

Aussi, nous croyons devoir conclure, que ce mode de drainage ne doit pas être conservé ; et que si, pour des raisons qui nous échappent, il y a lieu d'y avoir recours, il ne faudra le réserver qu'aux kystes à parois peu épaisses, et dont on espère obtenir la guérison sans inflammation suppurative.

Nous ferons remarquer aussi que l'épaisseur des parois du kyste est un élément important, dont il faut tenir compte pour le pronostic des suites de l'opération.

Enfin, une dernière conclusion nous est inspirée par cette observation.

C'est l'indication d'opérer les kystes synoviaux aussitôt que le chirurgien sera convaincu de l'impossibilité de leur résolution.

On a conseillé de n'avoir recours qu'aux révulsifs et au repos du membre, lorsque les kystes n'ont qu'un petit volume, ne gênent pas les mouvements du poignet et ne sont pas douloureux.

Quand, pour le traitement de ces kystes, les chirurgiens ne pouvaient s'adresser qu'aux anciens procédés, cette expectation était sans doute justifiée. Mais elle n'est plus recommandable, aujourd'hui que les opérations peuvent être pratiquées à l'abri de la méthode antiseptique.

Il faut bien savoir, que tôt ou tard, ces tumeurs doivent

évoluer ; que si on les abandonne à elles-mêmes, les traumatismes auxquels elles seront exposées, du fait de la profession des malades, auront pour effet d'y développer des phénomènes inflammatoires qui en modifieront défavorablement le contenu et les parois, et aggraveront par contre les opérations ultérieures. Il nous paraît vraisemblable que si les malades avaient recours à la chirurgie, alors que les tumeurs, d'origine récente, ne renferment pas de grains riziformes dont l'élimination est toujours plus difficile que celle d'un liquide séreux, alors que les parois peu épaisses et non infiltrées d'éléments néoplasiques ne sont pas menacées d'inflammation consécutive, les opérations seraient beaucoup moins dangereuses et plus souvent suivies de succès.

Observation VI

Kyste hordéiforme du poignet. — Traitement par la méthode de Lister. — Guérison avec conservation de tous les mouvements. — Ext. du *Journal des sciences médicales* de Louvain. Avril 1880 (par M. le professeur Delaisieux).

Marie Hallet, 18 ans, ouvrière à la campagne, entre à l'hôpital le 11 novembre 1879. Son père est mort de tuberculose pulmonaire, sa mère et ses frères jouissent d'une bonne santé ; elle-même n'a jamais été atteinte de maladie sérieuse.

Le début du mal actuel remonte à plus d'un an. Étant sortie pour lier des gerbes de paille, Marie fit une chute sur la face antérieure du poignet gauche. Elle n'éprouva dans le moment qu'une douleur modérée, sans gonflement ni rougeur, et put se livrer à son travail. Quelques jours après la douleur augmenta ; en même temps l'on vit apparaître un certain gonflement à la face palmaire du poignet et de la main, les mouvements des doigts s'en ressentirent et tout travail manuel devint fort pénible. Un médecin consulté pratiqua la compression de la main et de l'avant-bras à l'aide d'un bandage amidonné, mais les douleurs prirent une telle intensité qu'il fallut renoncer à ce moyen. Après quelques autres tentatives de traitement également infructueuses, la fille Hallet se décida à entrer à l'hôpital de Louvain.

Etat actuel. — On remarque à la face antérieure du poignet, en dedans de l'artère, une tumeur arrondie, assez nettement circonscrite, sans changement de couleur à la peau, d'une forme à peu près hémisphérique, pouvant avoir à sa base la dimension d'une pièce de cinq francs.

A la palpation, elle présente une résistance molle, élastique, en même temps qu'une fluctuation manifeste. En exerçant sur la tumeur une pression graduellement plus forte, on sent qu'elle disparaît complètement sous les doigts, tandis que l'on voit apparaître à la face palmaire de la main une tumeur semblable mais un peu moins volumineuse et moins saillante. En appuyant deux doigts d'une main sur la tumeur palmaire et deux doigts de l'autre main sur la tumeur antibrachiale, on peut, par des mouvements alternatifs, faire passer le contenu d'une poche à l'autre, en même temps que l'on perçoit nettement la fluctuation. Il n'y a donc en réalité qu'une seule tumeur en bissac, étranglée au niveau du poignet par le ligament annulaire antérieur du carpe. La recherche de la fluctuation fait percevoir encore un autre caractère, c'est la crépitation spéciale signalée par Dupuytren et qu'il a comparée à la sensation qu'on éprouve en froissant une chaînette dans une bourse de cuir : bruit de chaîne.

La pression superficielle n'est pas douloureuse, mais la pression profonde éveille une douleur assez vive. Les doigts de la main sont légèrement fléchis, leur mouvement d'extension est impossible, le mouvement de flexion peut encore se faire, mais à un faible degré. La flexion de l'avant-bras sur le bras est également difficile et douloureuse. La main se refroidit et s'engourdit facilement, et l'avant-bras du côté affecté semble avoir subi un certain degré d'amaigrissement. Au début de son mal, la jeune fille s'occupait encore de toute espèce d'ouvrages, mais cette faculté a diminué de jour en jour de sorte qu'aujourd'hui le tricot même lui devient impossible.

Opération. — M. le professeur Michaux pratique le 9 décembre l'opération suivante. Il commence par faire une incision verticale sur la tumeur de l'avant-bras. incision de deux centimètres de longueur, exactement située sur la ligne médiane. Les tissus sont coupés couche par couche jusqu'aux parois du kyste. Celui-ci est ouvert et il s'en écoule un peu de sérosité et une grande quantité de grains riziformes de grandeur variable. M. Michaux introduit un stylet recourbé dans la poche et le pousse sous le ligament annulaire, vers la paume de la main. Ne parvenant pas à sentir la pointe du stylet à travers la peau et l'aponévrose, il fait une incision verticale de deux centimètres vers le milieu de la paume de la main et introduit un second stylet plus résistant qu'il parvient à pousser à travers l'aponévrose palmaire pour le faire sortir par la plaie.

L'ouverture faite à l'aponévrose par le stylet est agrandie à l'aide du dilatateur de Bigelom qui lui donne une étendue d'environ un centimètre et demi. Pas d'hémorrhagie. Un drain composé d'une quarantaine de crins de cheval préalablement dégraissés et phéniqués, est passé d'une ouverture à l'autre; ses deux bouts sont rapprochés et noués pour l'empêcher de sortir du trajet. On exprime encore quelques grains riziformes par des pressions au pourtour des deux ouvertures et l'on procède au pansement : protective, gaze antiseptique, mackintosh et bandes. La main est complètement enveloppée par les pièces de pansement ainsi que l'avant-bras, jusqu'au-dessus du coude. Le membre reposant sur une planchette est placé dans une position légèrement relevée.

10 décembre. — Premier pansement. Réaction générale nulle, pouls à 90, température 37°,5. Localement, absence de gonflement et de rougeur, seulement les chairs font un peu hernie à travers la plaie de l'avant-bras. Ecoulement d'une certaine quantité de sérosité sanguinolente.

11 décembre. — Pouls à 100, température 37°,8. L'état local est

comme la veille : absence d'inflammation. La main et l'avant-bras ne sont ni gonflés ni douloureux.

12 décembre. — Etat général très-satisfaisant : pouls à 100, température du matin à 37°,7, température du soir 38°,2. A la main, la plaie est nette, à bords contigus, sans trace d'inflammation. A l'avant-bras, les bords sont écartés et l'on voit les chairs faire une légère saillie à l'extérieur. Ces chairs sont recouvertes de quelques gouttelettes de pus, mais la pression ne fait rien sortir par les ouvertures. Il n'y a de douleur nulle part, ni spontanément ni à la pression.

A partir du quatrième jour le pouls tombe à 90 et la température oscille entre 37° et 37°,8, l'appétit et le sommeil ne laissent rien à désirer, les plaies restent exemptes d'inflammation et laissent écouler une très-petite quantité de pus mêlé à une grande quantité de sérosité, les produits de l'écoulement n'ont pas d'odeur ; la main et l'avant-bras sont exempts de gonflement et de douleur.

21 décembre. — On commence à enlever quelques crins et à imprimer des mouvements aux doigts. Absence complète de douleur, de gonflement et de retentissement sur l'état général.

Janvier 1880. — Le 6 janvier, on constate vers le bord cubital du poignet, en dedans de la plaie supérieure, un gonflement de la grosseur d'une amande, avec douleur, rougeur de la peau, et une fluctuation obscure. Serait-ce un abcès? Cette tumeur est incisée et l'on tombe sur un noyau de tissu fongueux, sans traces de pus. Dans la pensée que la présence trop prolongée du drain pourrait avoir occasionné le développement de ces fongosités, M. Michaux enlève les derniers crins.

A partir de ce jour les plaies se ferment à vue d'œil.

20 janvier. — Les plaies sont guéries. Il y a un peu d'empâtement à la face palmaire du poignet et de la main. Les mouvements de flexion et d'extension de la main et des doigts, quoique plus faciles qu'avant l'opération, n'ont pas recouvré toute leur ampleur ; les tendons ont contracté quelques adhérences avec la cicatrice de l'avant-bras qui suit tous leurs mouvements.

10 février. — La cicatrice palmaire s'est un peu rouverte et il en

est sorti quelques fragments de crin de 3 ou 4 millimètres de longueur.

Guérison quelques jours plus tard.

13 mars. — De temps en temps, la cicatrice palmaire s'ouvre un peu et il en sort une petite quantité de liquide louche ; l'ouverture reste fistuleuse quelques jours, puis se referme. Ce petit inconvénient, qui ne tardera sans doute pas à disparaître, est tout ce qui reste de la maladie. La jeune fille se considère comme guérie. Elle a repris son travail aux champs et s'y livre sans aucune difficulté. Toute trace d'empâtement a disparu à la face palmaire du poignet et de la main, les mouvements de flexion et d'extension des doigts sont revenus ce qu'ils étaient avant la maladie, et même *la flexion et l'extension de chaque doigt pris isolément se fait aussi bien et aussi complètement du côté opéré que du côté sain.* Les cicatrices suivent encore un peu les mouvements des tendons, mais beaucoup moins que dans les premiers jours qui suivirent la cicatrisation des plaies.

Cette observation est intéressante à plusieurs titres. Elle montre l'innocuité d'une opération faite sur un kyste synovial à l'abri de la méthode de Lister. Bien que l'inflammation suppurative ait été peu marquée, la guérison du kyste a été obtenue. Mais le résultat aurait été encore plus satisfaisant, si la fistule de la paume de la main ne s'était pas produite. Elle est due évidemment à ce que les crins ayant perdu leur consistance au contact des liquides se sont réduits en fragments qui ont joué dans la plaie le rôle de corps étrangers. Un drain ordinaire eût évité cet accident, dans lequel nous voyons une raison de plus pour abandonner le drainage par les crins de cheval.

La tumeur fongueuse n'a eu sur le résultat final aucune conséquence fâcheuse. Sa disparition après l'enlèvement du drain, justifie bien l'origine que M. Michaux lui attribue : la présence trop prolongée du drain dans la plaie.

Enfin le fait saillant de cette observation, est comme le fait remarquer M. Debaisieux « une guérison complète obtenue par un procédé qui, pendant tout le temps qu'a duré le traitement, n'a jamais fait courir le moindre risque à la malade et lui conserve aujourd'hui l'intégrité des mouvements de la main et des doigts ». C'est là un résultat qui autorise en pareil cas une semblable intervention, à la condition toutefois de faire le drainage avec le tube de Chassaignac.

Observation VII

Kyste synovial tendineux de la paume de la main et du poignet contenu séreux; drainage antiseptique; synoviale fongueuse; opérations multiples; pas d'accidents (Ext. du mémoire de M. le professeur Faucon. Contributions à l'étude du traitement des kystes synoviaux, etc., cité plus haut).

Zèbre, A..., 57 ans, lessiveuse, maigre, de petite taille et anémique, n'accusant pourtant aucune maladie antérieure grave, entre à Sainte-Eugénie, le 17 mai 1880.

Elle s'est fait soigner, il y a deux ans, dans les hôpitaux de Lille, pour un gonflement douloureux de la main et du poignet. On lui appliqua « *loco dolenti* » vingt-deux sangsues, des frictions mercurielles et des cataplasmes. Elle sortit au bout de deux mois; les douleurs avaient disparu, mais les mouvements de la main étaient restés notablement diminués; elle essaya de reprendre son travail et les douleurs reparurent.

Depuis lors, elle vit son affection s'accroître de plus en plus; elle fit de fréquents séjours dans les hôpitaux, où elle subit des traitements divers; elle paraît, entre autres choses, avoir été soumise à des essais d'ignipuncture. Les douleurs diminuaient pendant qu'elle se trouvait en traitement, pour se reproduire immédiatement après la sortie de l'hôpital.

Aujourd'hui, 17 mai, elle nous déclare ne pouvoir se livrer à aucun travail et ressentir dans le poignet des élancements douloureux qui s'exaspèrent par les mouvements des doigts. Ces douleurs empêchent même le sommeil ; elle est obligée pour s'endormir, de tenir la main hors du lit et élevée au-dessus de la tête.

On constate deux tumeurs, l'une à la paume de la main, entre les éminences thénar et hypothénar, descendant à quatre centimètres de l'interligne radio-carpien ; l'autre, au-dessus du poignet. Ces tumeurs sont douloureuses à la palpation ; la fluctuation est imperceptible dans la première, obscure dans la seconde ; on la constate, lorsqu'on fait refluer le contenu de l'une dans l'autre, on croit même percevoir une sensation obscure de crépitation.

Le poignet ne se fléchit qu'incomplètement et avec douleur ; la flexion des doigts ne se fait d'une manière générale que dans un tiers de son étendue normale. Les troisièmes phalanges ne peuvent absolument plus se fléchir sur les secondes. Les plis cutanés des faces dorsale et palmaire sont presque complètement effacés.

Le pouce fait exception : il se fléchit à peu près normalement et, parmi les autres doigts, c'est le médius dont les mouvements sont le plus bornés. La malade prétend que ce fait résulte d'une pointe de feu qui lui aurait été autrefois appliquée profondément et qui aurait lésé le « nerf » de ce doigt.

On propose l'opération du drainage, qui est acceptée sans hésitation.

En raison de l'aspect souffreteux de la malade, on avait au préalable pratiqué l'examen des urines, qui n'avait rien décelé d'anormal. L'opération fut de tout point exécutée comme dans le cas de l'observation V ; il ne s'écoula du kyste qu'une certaine quantité de liquide séreux.

Cette opération ne fut suivie d'aucune réaction, ni locale, ni générale ; la température resta absolument normale, ainsi que l'état du pouls.

Du côté de la plaie, on observa pendant deux jours un écoulement assez abondant de sérosité sanguinolente ; cette sécrétion se tarit bientôt et, le 25 mai, on ne trouvait plus dans le pansement que quelques gouttelettes de pus provenant de la surface de la plaie de l'avant-bras. A dater de ce moment, on retira chaque jour quelques crins ; les derniers furent extraits le 30. Depuis cinq jours, le kyste, complètement affaissé, ne laissait plus échapper aucun suintement de sa cavité.

Le 11 juin. — La cicatrisation des deux orifices était complète ; la guérison semblait assurée.

On sentait seulement, au niveau de la cicatrice de l'avant-bras, un petit noyau induré, sous forme de plaque, qui adhérait aux tendons fléchisseurs, spécialement à celui de l'index, et qui en suivait les mouvements.

Cette malade resta dans le service jusqu'au 6 juillet. A sa sortie, e poignet se fléchissait facilement ; la flexion des doigts s'était considérablement accrue et les mouvements étaient devenus plus aisés pour tous les doigts également.

Pourtant on la vit s'éloigner avec quelque appréhension, parce qu'à cette époque une palpation attentive fit découvrir profondément dans le poignet une sorte d'empâtement de mauvais augure.

L'interne du service a retrouvé l'opérée dans le courant d'octobre 1880 ; les tumeurs synoviales ont reparu et, bien que la gêne des mouvements ne soit pas encore aussi accentuée qu'avant l'opération, elle tend à s'aggraver de jour en jour.

Nous ne donnerons qu'un court résumé du reste de l'observation qui perdrait de son intérêt par sa longueur.

Cette femme est rentrée une première fois dans le mois de février 1881. Un second drainage du kyste a été pratiqué avec le tube en caoutchouc. Aucun liquide ne s'est écoulé par les incisions. Cette opération a été suivie d'une réaction fébrile d'intensité moyenne, on a noté une fois 40°, mais qui n'a duré que quatre jours. En même temps se sont montrées des fongosités, dont la disparition a coïncidé avec la chute de la température.

Le malade est sortie le 2 avril 1881, se servant suffisamment de sa main pour reprendre ses fonctions de balayeuse.

Le 19 octobre 1881 elle rentrait de nouveau à l'hôpital, avec une synovite fongueuse et perte presque totale des mouvements. Elle subit le 20 octobre une troisième opération, dans laquelle on a fait le râclage et une dissection minutieuse des tendons des grands et petits palmaires et du fléchisseur superficiel, et l'ablation d'un petit kyste séreux reposant profondément sur le carré pronateur.

Cette opération, comme toutes les autres, a été faite suivant les règles de la méthode de Lister, et n'a été suivie d'aucune réaction fébrile notable. On a noté une seule fois, le 21 octobre, 38°, le matin, et 38°,8 le soir. Les jours suivants, la température n'a pas dépassé 37°,5, jusqu'à la cicatrisation de la plaie qui s'est faite dans la première semaine de novembre.

La malade sort dans les premiers jours de février 1882. Le pouce, l'index et le médius se fléchissent à peu près complètement, mais l'annulaire et l'auriculaire obéissent à peine aux tendons fléchisseurs. Elle peut reprendre sa profession de balayeuse.

Elle rentre enfin une quatrième fois à l'hôpital le 5 juillet 1882, pour se faire opérer d'une nouvelle récidive. On trouve en effet, à la face palmaire du poignet droit, immédiatement au-dessus du talon de la main, et située un peu en dedans de la ligne médiane, une tumeur fongueuse du volume d'une petite noix, dans laquelle viennent se perdre les tendons des grand et petit palmaires. La paume de la main es libre : les mouvements des doigts sont très-limités. A la partie inférieure du bord interne du pouce droit, on trouve un durillon volumineux, ce qui prouve bien que la malade s'acquittait consciencieusement de ses fonctions de balayeuse.

Elle a subi le 8 juillet dernier, une quatrième opération analogue à la précédente. Les tendons des fléchisseurs ont été disséqués un à un, les fongosités qui pénètrent même entre les fibres tendineuses ont été excisées ; on les a cherchées jusque sur le plan antérieur du carré pronateur. L'hémostase faite, on applique trois points de suture et on draine la plaie avec un faisceau de fils de catgut.

Le 17 juillet, la réunion est faite, sans réaction fébrile. Il n'y a eu que très-peu de suppuration. Il existe encore un peu de tuméfaction inflammatoire. Les points de suture ont un peu ulcéré la peau ; on les enlève. En changeant la pansement, on ne trouve plus les fils de catgut ; la portion de ces fils enfermée dans la plaie a été résorbée et s'est séparée des bouts extérieurs.

Grâce à la méthode antiseptique, les suites du drainage de Lister et des autres opérations pratiquées sur la malade, ont été remarquablement bénignes. A côté de ce fait, il faut noter la terminaison de la maladie par synovite fongueuse, affection qui entraînera sans doute tôt ou tard la perte du membre. Mais ce résultat regrettable ne doit pas être attribué à la méthode antiseptique.

Toutes les règles imposées par cette méthode ayant été scrupuleusement observées dans les opérations et les pansements consécutifs, l'intervention devait être dans ce cas, comme dans les autres de ce genre, suivie de succès ; et elle l'eût été, si une cause spéciale n'avait empèché la guérison.

Cette cause, il faut la chercher dans l'état constitutionnel de la malade. L'observation ne révèle chez elle l'existence d'aucune diathèse, mais nous y voyons que cette femme est maigre, de petite taille, anémique, et qu'en vertu de son aspect souffreteux on a pratiqué l'examen des urines, c'est-à-dire que la malade se trouvait dans cet état intermédiaire qui n'est pas la maladie, mais qui n'est pas non plus la santé. En un mot, il y avait chez elle insuffisance de réaction, et au lieu d'évoluer franchement soit par résolution, soit par suppuration, la maladie a témoigné de l'état constitutionnel en se terminant par synovite fongueuse.

Ce sont ces malades qui justifient bien ce grand principe mis en lumière par M. Verneuil : qu'en chirurgie comme en médecine, les constitutions dominent la thérapeutique ; et c'est ce que notre maître, M. Faucon, nous rappelait dernièrement encore, en nous disant, que par crainte d'un phlegmon diffus, il avait refusé d'opérer un kyste à grains riziformes du poignet, chez un alcoolique.

Cette observation met en évidence d'une part, la bénignité des opérations pratiquées par la méthode de Lister, sur les kystes synoviaux du poignet, même quand l'état constitutionnel est mauvais ; et d'autre part, la nécessité qui s'impose au chirurgien de n'intervenir pour la guérison de ces kystes, que si l'état général du sujet ne contr'indique pas les opérations.

Observation VIII

Synovite tendineuse à grains riziformes du poignet et de la paume de la main. Incision. Pansement de Lister. Guérison par le Dr Notta de Lisieux (*Ext. du bulletin de la Société de chirurgie* du 5 novembre 1881 (résumée).

Cordier, 48 ans, cultivateur à Hernoivat, forte constitution, est atteint depuis quatre ans de l'affection qui l'amène à l'hôpital.

Diagnostic. — Synovite tendineuse à grains riziformes du poignet et de la paume de la main, se présentant sous forme de deux tumeurs dont l'une remplit toute la paume de la main, et dont l'autre occupe la partie inférieure de l'avant-bras, au-dessus du ligament annulaire du carpe et est surtout prononcée en dedans.

Le 14 novembre. — On fait avec toutes les précautions de la méthode de Lister, trois incisions : l'une de 4 centimètres sur la tumeur de l'avant-bras, les 2 autres de 3 centimètres à la paume de la main et à l'éminence hypothénar. Les corpuscules riziformes sont détachés avec le doigt introduit dans le kyste, ou sortent par pression. Injection d'eau phéniquée forte dans la cavité synoviale. Un drain est introduit par la plaie de l'éminence hypothénar et sort par la plaie de l'avant-bras. Un autre drain est placé dans la plaie palmaire, puis des points de suture avec des fils d'argent réunissent les plaies. Pansement de Lister et compression douce avec l'ouate de coton.

15 novembre. — Vives douleurs dans la main pendant la soirée. Pas dormi cette nuit. Agitation. Il trouve que son appareil est trop serré. On lève le pansement au milieu de la poussière phéniquée. On retire le drain qui passait sous le ligament annulaire et qui était très-serré, et on le remplaça par deux bouts de drain indépendants, l'un pour la plaie de l'avant-bras, l'autre pour la plaie de l'éminence hypothénar. L'état local est satisfaisant. Pas trace de suppuration. Réapplication du pansement de Lister. Soulagement immédiat.

17 novembre. — La nuit dernière a été très-bonne. Il ne souffre pas dans le bras et dans la main. 80 pulsations. Appétit. Pansement. Pas de suppuration.

19 novembre. — Il va très bien. On enlève quatre fils métalliques.

22 novembre. — Pansement. On enlève les deux derniers points de suture et les drains. Il n'y a ni suppuration, ni fièvre, ni douleur. Appétit bon.

29 novembre. — Il a ressenti pendant la nuit des douleurs dans la main. Un peu de gonflement sur la face dorsale de la main. Les plaies de la main paraissent cicatrisées. Celle de l'avant-bras n'est pas réunie et se couvre de bourgeons charnus. Il remue bien les doigts de la main sans douleur. Pas de suppuration. Apyrexie.

9 décembre. — Les douleurs de la main ont cessé après le dernier

pansement. Les plaies ne suppurent pas, paraissent cicatrisées. On cesse le pansement de Lister et on laisse au malade le soin de se panser lui-même. Dès le lendemain, il ressent de la douleur dans la main et le 11 décembre, il vient voir M. Notta. Il sort du pus par une des plaies de la main, et par celle de l'avant-bras, et la paume de la main présente un peu de gonflement.

13 décembre. — Il va mieux. Il sort très-peu de pus par les plaies. Il ne souffre plus de la main et il a bien dormi. Pansement des plaies avec de l'alcool.

20 décembre. — Depuis deux jours, la suppuration a augmenté. Il y a de la douleur et du gonflement dans la main. On reprend le pansement de Lister.

23 décembre. — Même état. Faiblesse générale. Anorexie.

30 décembre. — Il y a du mieux. Il n'y a presque plus de suppuration. Le liquide que la pression fait sortir des plaies est de la synovie mélangée d'un peu de pus.

8 janvier. — Les plaies sont presque complètement cicatrisées; elles ne laissent écouler par la pression qu'une ou deux gouttes de liquide synovial.

4 février. — Les plaies sont complètement guéries. La paume de la main, un peu tuméfiée, présente une certaine rénitence, mais il n'y a pas de fluctuation, pas de sensation d'amidon que l'on écrase.

On applique un appareil ouaté et fortement compressif, en ayant soin d'interposer de l'ouate entre les doigts.

5 mars. — On enlève l'appareil. La paume de la main est bien désenflée. Les doigts sont un peu roides. On engage le malade à se servir de sa main.

20 mars. — La paume de la main paraît s'amaigrir, les cicatrices sont déprimées et laissent suinter un peu de sérosité.

15 avril. — Les plaies sont complètement cicatrisées et ne laissent plus suinter aucun liquide. Il se sert de sa main.

30 mai. — Il va très-bien. Les tissus de la main ont repris leur souplesse et leur état normal et il n'y a plus de différence entre les deux mains. Les mouvements des doigts sont parfaitement libres.

Pendant les vingt-cinq premiers jours, tous les pansements ont été aits sous la poussière phéniquée.

Cette observation prouve de la manière la plus formelle que l'innocuité des opérations pratiquées sur les kystes du poignet, doit être attribuée aux précautions antiseptiques.

Pendant les vingt-cinq premiers jours, les pansements étant faits sous le spray phéniqué, il n'y a aucune réaction ni locale, ni générale. Le traitement antiseptique étant interrompu, la suppuration et la fièvre apparaissent le lendemain. On revient de nouveau à la méthode de Lister, les accidents disparaissent en deux jours.

De tels faits se passent de commentaires.

Observation IX

Synovite tendineuse à grains riziformes. Incision. Traitement anti-septique. Guérison, par M. le Dr Nicaise (Extrait du *Bulletin de la Société de chirurgie*, du 5 juillet 1881. Résumée).

Un homme de 57 ans, exerçant la profession de postillon, entre le 24 mars 1881 dans le service de M. le Dr Nicaise à l'hôpital Laënnec, pour une maladie remontant à 6 ans, et constituée par deux tumeurs, l'une, celle de la face antérieure occupe la paume de la main et la partie inférieure de l'avant-bras ; l'autre, celle de la face dorsale fait surtout saillie au-dessus du ligament annulaire dorsal du carpe. Ces tumeurs renferment des grains riziformes.

Diagnostic. — Synovite tendineuse chronique à grains riziformes, s'étant développée dans la gaîne du fléchisseur du pouce, puis ayant gagné la gaîne des fléchisseurs communs et se montrant en même temps dans celle des extenseurs. C'est par un gonflement du pouce que la synovite a débuté il y a six ans. Le malade ne peut plus fléchir le pouce et les mouvements de la main étant très-gênés, on intervient.

Opération le 26 mars. Incision de quatre centimètres sur la tumeur dorsale dont les grains riziformes sont évacués. Lavage avec une solution phéniquée au vingtième.

Incision de quatre centimètres sur la tumeur antérieure. La poche se vide de son contenu qui est formé presque exclusivement de grains et de très-peu de liquide. Lavages multiples de la cavité avec la solution phéniquée au vingtième. Excision de quelques grains adhérents à la gaîne. On place un tube à drainage court dans chacune des incisions; pansement de Lister; l'opération est faite sous la pulvérisation phéniquée.

Suites de l'opération. — Le 27, la température est de 39°,2, le malade a de la fièvre, des douleurs dans le membre supérieur; la nuit a été agitée. Le tube à drainage de la cavité antérieure était obstrué par un caillot; en l'enlevant, il s'écoule un peu de liquide séro-sanguinolent trouble. On fait des injections phéniquées fortes, et on met un tube à drainage plus gros. Pansement de Lister. Huile de ricin, 25 grammes. Sulfate de quinine 0,50.

28. — Temp. 38°, le malade a bien dormi, écoulement séreux transparent, peu abondant.

Le malade se lève et se promène au jardin.

Par-dessus le pansement de Lister, on applique de la ouate pour exercer une compression élastique afin de faire diminuer la tuméfaction due à l'épaisissement de la poche.

Le 12 avril. — Les plaies sont complètement cicatrisées, tout écoulement séreux a cessé, la tuméfaction diminue, les mouvements des doigts sont plus libres.

Le pansement compressif est continué pendant trois semaines et la main est maintenue immobile, malgré la facilité des mouvements.

Les deux observations précédentes montrent que le drainage avec le tube en caoutchouc peut fort bien ne pas causer la suppuration. Dans ces deux cas, la guérison des kystes a été obtenue. La pratique qui consiste à détacher avec les doigts ou à exciser les grains riziformes adhérents, jointe à l'injection d'eau phéniquée, a eu sans doute la plus heureuse influence sur le résultat final.

Vraisemblablement, le kystes synoviaux tendineux du poignet ne guérissent que si les surfaces pathologiques ont été suffisamment modifiées.

Or, cette modification des parois peut être produite de diverses façons, ou par suppuration, ou par des procédés chirurgicaux.

Aujourd'hui encore, les chirurgiens ne se sont pas accordés sur le choix des moyens propres à obtenir cette modification. Les uns prétendent que les kystes synoviaux du poignet ne disparaissent définitivement qu'à la suite d'une longue suppuration. Les autres répondent que la suppuration fait courir de tels dangers aux malades, qu'il faut l'éviter à tout prix, et qu'elle n'est d'ailleurs pas nécessaire pour amener la guérison.

Un moyen puissant et qui peut avec le secours de la méthode antiseptique guérir définitivement les kystes synoviaux tendineux du poignet, sans suppuration, c'est le râclage des parois du kyste, mode de traitement dont M. Polaillon a montré l'efficacité par l'observation suivante, dont nous regrettons de ne pouvoir donner que le résumé.

Observation X

Synovite fongueuse de la gaîne des fléchisseurs de la main droite. — Incision. — Râclage des fongosités. — Pansement de Lister. — Guérison sans suppuration (Résumé de M. Polaillon, séance de la Société de Chirurgie du 18 mai 1881 (1).

Au mois de mars de l'année 1880, le nommé V... Martin, âgé de 20 ans, exerçant la profession de peintre décorateur, était entré dans mon service de la Pitié, salle Saint-Gabriel, n° 33, pour une synovite fongueuse de la gaîne des fléchisseurs de la main droite. Une tumeur molle, élastique, existait non-seulement à la partie supérieure de la paume de la main, mais encore à la face antérieure de l'avant-bras. En pressant alternativement la tumeur à la région palmaire et à la région antibrachiale, on obtenait une sensation de fluctuation très-nette. La tumeur était bridée par le ligament antérieur du carpe.

Après avoir essayé sans succès le badigeonnage de teinture d'iode et la compression, je me décidai à opérer le malade par l'ouverture de la gaîne synoviale et le râclage des fongosités.

Toutes les précautions de la méthode antiseptique furent prises. La bande d'Esmarch fut appliquée sur l'avant-bras et le bras.

Je fis une incision de 6 ou 7 centimètres sur la face antérieure de l'avant-bras au-dessus du ligament annulaire du carpe. Une certaine quantité de sérosité purulente s'écoula, puis une grande quantité de fongosités se montrèrent dans le fond de la plaie.

Je fis alors le râclage exact de ces fongosités avec des curettes droites et des curettes courbes, en conduisant les instruments au-dessous du ligament annulaire pour nettoyer le cul-de-sac inférieur de la synoviale. Les tendons fléchisseurs étaient à nu dans le fond de la plaie.

Quelques sutures métalliques et un pansement de Lister furent appliqués. Par-dessus celui-ci un bandage ouaté compressif comprenant la main, l'avant-bras et le bras avec une attelle de bois à l'avant-bras, maintint l'immobilité des parties. La guérison eut lieu sans suppuration.

Le 11 mai 1880. — Lorsque l'opéré est sorti de l'hôpital, la ci-

1. *Bulletin de la Société de Chirurgie du 5 juillet* 1881, page 404.

catrice de l'incision était adhérente aux muscles fléchisseurs ; mais ces adhérences se sont relâchées peu à peu, et un an après l'opération, j'ai constaté sur le malade que les mouvements de flexion des doigts n'étaient pas gênés et que la cicatrice cutanée n'était presque plus entraînée par le glissement des tendons fléchisseurs.

M. Polaillon conclut : le fait que M. Nicaise vient de rapporter (obs. IX), ainsi que le fait qui m'est propre, doivent rendre les chirurgiens plus hardis dans le traitement des affections des gaînes synoviales tendineuses.

Pour nous, en présence d'un kyste synovial tendineux en bissac du poignet, nous n'hésiterions pas à avoir recours au râclage conseillé par M. Polaillon.

Voici le procédé auquel, après chloroformisation et application de la bande d'Esmarch, nous aurions recours de préférence.

La tumeur saillante à l'avant-bras serait incisée dans toute sa longueur, par une incision verticale de 4, 5, 6 centimètres, suivant son volume. Aussitôt, une sonde recourbée serait introduite par dessous le ligament annulaire, et viendrait en rasant la paroi antérieure du kyste faire saillie à la paume de la main, à un centimètre environ au-dessus du point qui marque le sommet de l'arcade palmaire superficielle.

Une ponction étant faite sur le bec de la sonde, on pousserait celle-ci par l'ouverture de la paume de la main. Cette ponction serait alors agrandie par une incision de deux centimètres, faite de bas en haut en guidant le bistouri sur la cannelure de la sonde. Par quelques légères pressions, on achèverait d'évacuer le contenu du kyste.

Puis, une curette courbe étant introduite par l'ouverture de la paume de la main, on pratiquerait avec douceur le râclage ds parois, tant pour détacher les grains riziformes adhérents que pour produire une sorte d'avivement. La même opération serait faite sur les parois de la tumeur du poignet jusque dans le canal radio-carpien sous le ligament annulaire. On redoublerait de précautions, en râclant le cul-de-sac supérieur de la synoviale. L'introduction des curettes par l'incision de la paume de la main, permettrait un curage de la cavité kystique de la paume, beaucoup plus facile et plus complet, que le procédé qui consiste à agir à distance, en manœuvrant les curettes sous le ligament annulaire. Cette incision palmaire serait en outre un orifice de sortie, suffisant pour prévenir toute rétention de liquide dans le cul-de-sac inférieur de la synoviale. Cela fait, la bande d'Esmarch serait enlevée et une hémorrhagie se produirait. On pousserait plusieurs injections d'eau phéniquée faible dans la cavité, tant par l'ouverture palmaire que par l'ouverture carpienne, pour la débarrasser des caillots et des produits du râclage. Elles seraient suivies d'une injection d'eau phéniquée au 1/20, faite lentement, mais de façon à mettre toutes les surfaces pathologiques en contact avec le liquide modificateur. Cette injection, par son action légèrement caustique, suffira pour arrêter l'hémorrhagie en nappe, qui se produit à la surface des parois du kyste et des bords des incisions. Après hémostase complète, les bords de la plaie carpienne seraient réunis par trois ou quatre points de suture métalliques. Deux drains en caoutchouc du diamètre d'une grosse plume d'oie seraient placés l'un, d'une longueur de quatre centimètres, dans l'orifice de la plaie du poignet ; l'autre de trois centimètres dans l'orifice de la plaie palmaire. Ces deux drains ne pénétreraient par conséquent que très-peu dans la cavité, et seraient fixés à un fil qui les empêcherait de se perdre dans le kyste.

L'opération et le pansement seraient faits sous le spray phéniqué.

Tous les préceptes de la méthode antiseptique seraient observés. La face dorsale de la main et du poignet, les plaies et les téguments avoisinants seraient protégés par un feuillet de silk protective, où deux ouvertures auraient été ménagées pour laisser libres les extrémités des drains. On exercerait alors une douce compression avec des tampons de gaze phéniquée, appliqués non pas sur le sommet, mais sur les faces latérales des tumeurs, en évitant la compression des drains. Puis tout le membre étant enveloppé de plusieurs couches de gaze phéniquée, jusqu'à la racine des doigts, et le mackintosh recouvrant le pansement de façon à le déborder de tous côtés, de l'ouate serait placée entre les doigts, et tout le membre jusqu'au coude, enveloppé dans un appareil ouaté légèrement compressif, surtout au niveau des doigts dont il aurait pour effet d'empêcher les mouvements. Une attelle fixée par plusieurs tours de bande soutiendrait le membre entier. On renouvellerait le pansement le lendemain, pour ne le faire ensuite que le plus rarement possible. Enfin, si le contenu du kyste était séreux, si les parois étaient peu épaisses, nous n'en ferions pas le râclage, nous contentant de l'injection phéniquée au 1/20eme comme moyen modificateur.

Terminons cette série d'observations, en rapportant un

cas d'extirpation de kyste du poignet par M. Hamalgrand. C'est une opération, qui, faite sous la sauvegarde de la méthode antiseptique, n'a fait courir aucun danger au malade, n'a pas été suivie de suppuration, et a prévenu toute récidive. Ce résultat autorise une semblable intervention, chaque fois que le kyste n'occupant que la région du poignet, pourra être totalement extirpé.

Notons aussi que les mouvements ont été entièrement conservés.

Observation XI

Kyste synovial tendineux du poignet. Excision, pansement de Lister, guérison, par M. Hamalgrand, chirurgien adjoint à l'Hôtel-Dieu d'Orléans (Ext. du bulletin de la *Société de chirurgie*. Séance du 9 décembre 1881.

Monsieur R..., propriétaire, demeurant à Orléans, 40 ans, vint me consulter, au commencement d'avril 1881, pour une grosseur siégeant au poignet droit. Depuis deux mois, cette grosseur avait augmenté de volume dans des proportions assez notables.

M. R..., venait donc me demander de l'en débarrasser. Il n'avait remarqué le gonflement de la face palmaire du poignet que dans le courant du mois de février 1880. A cette époque, il ne s'en était pas préoccupé, mais au commencement de l'année suivante, cette grosseur augmenta rapidement de volume et atteignit les dimensions d'un œuf de pigeon.

Elle siégeait à la partie externe de la face palmaire du poignet, son grand axe dirigé parallèlement à celui de l'avant-bras. Sans être douloureuse, elle était cause d'une certaine gêne et de fourmillements dans les doigts. De consistance molle, elle donnait une sensation de fluctuation vague ; elle était, du reste, absolument irréductible.

Je pensais avoir affaire à un kyste séreux du poignet. Le 14 avril dernier, j'enlevai donc ce kyste.

Après avoir incisé la peau, je cherchai à isoler la tumeur de la peau. Elle adhérait assez fortement, en certains points, au tissu cellulaire voisin. Développée sur la gaîne du tendon du long fléchisseur du pouce, elle débordait le bord supérieur du ligament annulaire entre les tendons du grand palmaire et du long supinateur. J'arrachai en partie le kyste, sauf au niveau de son adhérence au tendon du long fléchisseur du pouce et je l'incisai.

Il s'écoula un liquide visqueux, ressemblant assez bien à de la gelée de pommes. Ce liquide ne contenait pas de grains riziformes. La cavité de la poche était lisse. Après l'avoir vidée complètement, je l'excisai dans toute son étendue non adhérente au tendon, et après avoir lavé soigneusement avec la solution phéniquée forte, et avoir placé un drain, je fis un pansement de Lister complet.

Le troisième jour, j'enlevai ce pansement. Il n'y avait pas trace de suppuration, la plaie bourgeonnait ; je retirai le drain et fis un pansement semblable au premier, que je renouvelai tous les trois ou quatre jours.

Le 2 mai, la plaie était absolument cicatrisée, sans qu'il se fût produit une goutte de pus.

J'ai revu M. R..., le 8 octobre dernier, c'est-à-dire six mois après l'opération. Le kyste ne s'est pas reproduit : la cicatrice est linéaire, non adhérente et ne gêne en rien les mouvements.

CONCLUSIONS

1° La méthode antiseptique permet de pratiquer des opérations sur les kystes synoviaux tendineux du poignet et de la paume de la main, sans danger pour les malades ;

2° Il faut opérer ces kystes aussitôt qu'on ne peut plus espérer leur guérison par résolution ;

3° L'extirpation est le traitement qui doit être préféré pour les kystes synoviaux dorsaux ;

4° Le drainage, l'incision suivie du râclage des parois et du drainage, l'extirpation, sont des procédés avec lesquels on peut obtenir la guérison des kystes synoviaux tendineux palmaires ;

5° Il faut rejeter le drainage par les crins de cheval, qui, sans offrir plus d'avantages que le drainage avec le tube de Chassaignac, expose à plus d'accidents ;

6° Les kystes synoviaux tendineux du poignet et de la paume de la main, opérés suivant la méthode antiseptique, peuvent guérir sans suppuration ;

7° Le procédé opératoire auquel nous donnons la préférence, est l'incision suivie du râclage des parois, et de l'injection d'eau phéniquée au vingtième, avec suture, drainage et pansement de Lister. Le râclage ne sera pas fait quand les parois du kyste sont minces et que le contenu est séreux ;

8° En cas d'insuccès par les autres procédés, on n'hésitera pas à pratiquer l'extirpation.

Imp. A. DERENNE, Mayenne. — Paris, boul. St-Michel, 52.

Imprimerie A. DERENNE, Mayenne.— Paris, boulevard Saint-Michel, 52.

www.ingramcontent.com/pod-product-compliance
Ingram Content Group UK Ltd.
Pitfield, Milton Keynes, MK11 3LW, UK
UKHW021011200726
13857UKWH00004B/1385

9 782012 932333